Ethik in den Biowissenschaften –
Sachstandsberichte des DRZE

Band 10: Präimplantationsdiagnostik

Herausgegeben vom DRZE –
Deutsches Referenzzentrum für Ethik in den Biowissenschaften

unter Verantwortung von
Dieter Sturma, Dirk Lanzerath und Bert Heinrichs

www.drze.de

VERLAG KARL ALBER

Die Präimplantationsdiagnostik ist ein Verfahren, das es im Zuge einer künstlichen Befruchtung ermöglicht, Embryonen vor der Übertragung in den Uterus auf ihre genetischen Eigenschaften hin zu untersuchen. Die Untersuchung kann auf Indikatoren für Erbkrankheiten, aber auch auf das Geschlecht des Embryos abzielen. In einzelnen Fällen soll auch abgeklärt werden, ob ein Embryo Zellen für ein erkranktes Geschwisterkind spenden könnte. Die ethisch schwierige Frage besteht darin, ob mit der diagnostischen Selektion die Würde des Embryos verletzt wird. Die Diskussion der vergangenen Jahre zeigt indes, dass man zu einer rechtfertigungsfähigen Bewertung der Präimplantationsdiagnostik nur gelangen kann, wenn man ihren Handlungsrahmen mit in Betracht zieht. Vor allem der Umstand, dass die Pränataldiagnostik in Deutschland mittlerweile eine etablierte medizinische Praxis darstellt, die bei einem pathologischem Befund oft eine Abtreibung nach sich zieht, darf bei der Diskussion der Präimplantationsdiagnostik nicht unberücksichtigt bleiben. Der vorliegende Sachstandsbericht stellt zunächst die medizinisch-naturwissenschaftlichen Grundlagen der Präimplantationsdiagnostik dar, um die sachlichen Vorgaben für die normative Bewertung kenntlich zu machen. Im rechtswissenschaftlichen Teil wird die aktuelle Rechtslage in Deutschland skizziert, wobei neben dem Embryonenschutzgesetz und seiner schwierigen Auslegung auch verfassungsrechtliche Aspekte ausführlich zur Darstellung kommen. Im dritten Teil wird schließlich die intensive ethische Diskussion der vergangenen Jahre beleuchtet.

Preimplantation genetic diagnosis is a technique used for genetic testing of embryos conceived by artificial fertilisation, prior to their transfer to the uterus. It can be aimed at identifying indicators for genetic diseases or the embryo's sex. In some cases, the testing is also used to determine whether an embryo could serve as cell donor to a diseased sibling. From an ethical perspective, the difficulty lies in assessing whether such diagnostic selection constitutes a violation of the embryo's dignity. The debate over the past years has, however, shown that a justifiable assessment of preimplantation genetic diagnosis is only possible if the entire context is taken into consideration. When discussing preimplantation genetic diagnosis, one must particularly take account of the fact that it is now established medical practice in Germany to consider abortion in cases of pathological findings in prenatal diagnosis.

The present expert report first of all depicts the medical and scientific basis of preimplantation genetic diagnosis, in order to provide a factual framework for normative analysis. The second chapter is devoted to legal aspects and outlines the current situation in Germany, focusing on the Embryo Protection Act and the difficulties that exist with regard to its legal interpretation, but also on constitutional aspects. The third chapter finally explores the intense ethical debate that has taken place over the past years.

Verena Steinke / Nils Rahner /
Annette Middel / Angela Schräer

Präimplantationsdiagnostik

Medizinisch-naturwissenschaftliche, rechtliche und ethische Aspekte

Verlag Karl Alber Freiburg / München

Gedruckt auf alterungsbeständigem Papier (säurefrei)
Printed on acid-free paper

www.verlag-alber.de

Originalausgabe

Redaktion: Bert Heinrichs unter Mitarbeit von
Alexandra Simone Spaeth und Lisa Retterath

Satz: SatzWeise, Föhren
Druck: Difo-Druck, Bamberg

ISBN 978-3-495-48395-4

Inhalt

Vorwort

Die Präimplantationsdiagnostik ist ein Verfahren, das es im Zuge einer künstlichen Befruchtung ermöglicht, Embryonen vor der Übertragung in den Uterus auf ihre genetischen Eigenschaften hin zu untersuchen. Die Untersuchung kann auf Indikatoren für Erbkrankheiten, aber auch auf das Geschlecht des Embryos abzielen. In einzelnen Fällen soll auch abgeklärt werden, ob ein Embryo Zellen für ein erkranktes Geschwisterkind spenden könnte. Die ethisch schwierige Frage besteht darin, ob mit der diagnostischen Selektion die Würde des Embryos verletzt wird. Mit dieser Frage verbinden sich zwei Grundsatzprobleme: der ethische Status eines Embryos in seiner frühen Entwicklungsphase sowie die Unterscheidung von noch zulässiger Intervention einerseits und unzulässigen Instrumentalisierungen andererseits.

Wie bei der Stammzellforschung erweist sich auch bei der Präimplantationsdiagnostik die konsensfähige Beantwortung der Frage nach dem moralischen Status des Embryos als überaus schwierig. Seine Schutzwürdigkeit wird zwar nur selten in Zweifel gezogen, aber es ist nach wie vor umstritten, ob er in jeder Hinsicht einer geborenen Person moralisch und rechtlich gleichzustellen ist. Letztlich geht es in dieser Auseinandersetzung darum, wie das Verhältnis von unbestreitbarer Zugehörigkeit des Embryos zur menschlichen Gattung und der späteren Entfaltung von Personalität im sozialen Raum zu verstehen ist. Damit wird auch die Frage nach der Kontinuität der Lebensphasen einer menschlichen Person beziehungsweise ihrer Identität über die Zeit hinweg aufgeworfen. Entwickelt sich der Embryo in graduell unterscheidbaren Schritten zur vollständigen Person oder sind Embryo und die spätere Person im eindeutigen Sinne identisch? Selbst Vertreter gradueller Lösungen werden aber auch nicht abstreiten können, dass zwischen einem Embryo und einer sich möglicherweise daraus entwickelnden Person kein kontingentes Verhältnis besteht, sodass man auch in dieser Theorieperspektive dem ethischen Grundsatzproblem des moralischen Status nicht entkommt.

Eine ähnlich schwierige Bewertungsfrage stellt sich im Fall des Instrumentalisierungsverbots ein. Es herrscht in der Ethik weitgehendes Einverständnis darüber, dass Personen nicht vollständig instrumentalisiert, also nicht als bloße Sache behandelt werden dürfen. Umstritten ist allerdings, wo genau die Grenze zwischen einer ethisch unzulässigen Instrumentalisierung und einer ethisch noch vertretbaren Intervention zu ziehen ist. Die Instrumentalisierungsproblematik stellt sich mit der Selektion, bei der extrinsische Gründe für die Verwendung oder Verwerfung des Embryos entscheidend sind. Das gilt besonders für den Fall der Geschwisterspende. Nur aus dem Umstand, dass Bewertungsgründe dem Standpunkt des Bewertenden äußerlich sind, kann aber noch nicht gefolgert werden, dass wir es nicht mit ethisch gehaltvollen Gründen zu tun haben, zumal bei der Entscheidungsfindung auch gerechtfertigte Interessen der Eltern zu berücksichtigen sind – wie etwa der Wunsch, auf die deutlich erhöhte Gefahr schwerer Erbkrankheiten zu reagieren.

Die Diskussion der vergangenen Jahre zeigt, dass man zu einer rechtfertigungsfähigen Bewertung der Präimplantationsdiagnostik nur gelangen kann, wenn man ihren – von der Stammzellforschung im Übrigen deutlich verschiedenen – Handlungsrahmen mit in Betracht zieht. Vor allem der Umstand, dass die Pränataldiagnostik in Deutschland mittlerweile eine etablierte medizinische Praxis darstellt, die bei einem pathologischem Befund oft eine Abtreibung nach sich zieht, darf bei der Diskussion der Präimplantationsdiagnostik nicht unberücksichtigt bleiben.

Der vorliegende Sachstandsbericht stellt zunächst die medizinisch-naturwissenschaftlichen Grundlagen der Präimplantationsdiagnostik dar, um die sachlichen Vorgaben für die normative Bewertung kenntlich zu machen. Im rechtswissenschaftlichen Teil wird die aktuelle Rechtslage in Deutschland skizziert, wobei neben dem Embryonenschutzgesetz und seiner schwierigen Auslegung auch verfassungsrechtliche Aspekte ausführlich zur Darstellung kommen. Im dritten Teil wird schließlich die intensive ethische Diskussion der vergangenen Jahre beleuchtet. Der vorliegende Band berücksichtigt die Entwicklung bis zum März 2009.

Dieter Sturma

I. Medizinisch-naturwissenschaftliche Aspekte der Präimplantationsdiagnostik

Verena Steinke und Nils Rahner

1. Humangenetische Grundlagen

1.1 *Das menschliche Genom*

Als Genom bezeichnet man die Gesamtheit der genetischen Information eines Individuums. Sie ist in jeder Zelle in Form der DNA gespeichert. Die funktionellen Abschnitte der DNA, welche u.a. die Baupläne für die Proteine des Körpers darstellen, werden als Gene bezeichnet. Nach bisherigen Schätzungen besteht das menschliche Genom aus etwa 22.000 bis 24.000 Genen. Die Gene machen dabei nur etwa 1% des gesamten Genoms des Menschen aus. Die Funktion der übrigen 99% ist noch nicht genau bekannt, wobei ein Teil für die Regulation der Genaktivität und strukturelle Eigenschaften des Genoms von Bedeutung ist.

1.2 *Aufbau der DNA*

Die DNA (**D**esoxyribo**N**ucleic **A**cid) ist der Träger der Erbinformation in unseren Zellen. Sie besteht aus einzelnen Bauteilen (Nukleotiden), die jeweils aus einem Zuckermolekül und einer Phosphatgruppe zusammengesetzt sind, an die eine der vier organischen Basen Adenin (A), Guanin (G), Cytosin (C) und Thymin (T) angehängt ist. Die DNA liegt in der Zelle in Form eines Doppelstranges aus den genannten Bauteilen vor, der in sich verdreht ist (Doppelhelix). Jedem C in dem einen Strang liegt ein G des anderen Stranges gegenüber, jedem A ein T und umgekehrt. Aus der Basenfolge des einen Stranges kann somit auf die Basenfolge des anderen geschlossen werden; man sagt, die beiden Stränge sind »komplementär« zueinander. Insgesamt besteht das haploide menschliche Genom (einfacher Chromosomensatz[1]) aus 3,2 Milliarden Basenpaaren. Die DNA ist in der

[1] Siehe dazu unten Abschnitt 1.4.

Zelle im Wesentlichen im Zellkern lokalisiert. Die Mitochondrien, die Energie erzeugenden Organellen der Zelle, besitzen jedoch zusätzlich eigene DNA, die etwa 16.500 Basenpaare umfasst.

1.3 *Proteinsynthese*

Für die Umsetzung eines Gens in ein Protein wird zunächst eine Vielzahl von Abschriften des entsprechenden Gens in Form von RNA-Strängen hergestellt (Transkription). Die RNA (**R**ibo**N**ucleic **A**cid) ist in ihrem Aufbau der DNA ähnlich, allerdings liegt sie nur als Einzelstrang vor und anstelle von Thymin wird die Base Uracil (U) in den Strang eingebaut. Die Basenabfolge der RNA wird dann entsprechend dem genetischen Code in ein Protein übersetzt (Translation). Jeweils drei Basenpaare kodieren dabei für eine bestimmte Aminosäure (das kleinste Bauteilchen im Protein), z.B. kodiert die Abfolge »GCA« für die Aminosäure Alanin. Die Basenfolgen UAA, UAG und UGA (Stopp-Codons) führen zu einer Beendigung der Translation. Fehler in der Basenabfolge der DNA können zur Bildung eines veränderten und gegebenenfalls nicht funktionsfähigen Proteins führen.[2]

1.4 *Chromosomen*

Die DNA liegt in der Zelle in Form von Chromosomen vor, welche die kondensierte und mit Proteinen verpackte DNA enthalten. Beim Menschen liegen im Zellkern jeder Zelle 23 Paare jeweils zusammengehöriger homologer Chromosomen vor, wobei von jedem Paar ein Chromosom von der Mutter und das andere vom Vater stammt. Die ersten 22 Paare sind die sogenannten Autosomen, die Geschlechtschromosomen bilden das 23. Paar (bei Frauen zwei X-Chromosomen, bei Männern ein X- und ein Y-Chromosom). Da die genetische Information zweifach vorliegt, spricht man auch von einem »diploiden« Chromosomensatz.

Jedes Chromosom besteht aus einem kurzen Arm (p-Arm) und einem langen Arm (q-Arm). Die beiden Arme sind durch das Zentromer getrennt, das als Einschnürung in dem Chromosom erscheint. Normalerweise liegen die Chromosomen in den Zellen als fädige Gebilde ohne erkennbare Struktur vor, sodass das Ablesen der einzelnen Gene ermöglicht

[2] Vgl. unten Abschnitt 1.9.

wird. Während der Zellteilung »kondensiert« das genetische Material jedoch und wird dicht gepackt, wodurch die charakteristische Form der Chromosomen mikroskopisch sichtbar wird. In diesem Stadium lassen sich durch spezielle Färbetechniken die genärmeren bzw. genreicheren Regionen der Chromosomen anfärben, wodurch ein für jedes Chromosomenpaar spezifisches Streifenmuster entsteht.

Die autosomalen Gene liegen beim Menschen in zwei Kopien (Allelen) vor, wobei jeweils eine Kopie auf dem mütterlichen und die andere auf dem väterlichen Chromosom eines homologen Chromosomenpaares zu finden ist. Allerdings können zwischen den beiden Allelen Variationen in der Sequenzabfolge bestehen.

1.5 *Zellteilung (Mitose)*

Vor jeder Zellteilung (Mitose) wird das gesamte genetische Material einer Zelle zunächst verdoppelt (repliziert), sodass jedes Chromosom aus zwei DNA-Strängen (den beiden Schwesterchromatiden) besteht, die am Zentromer zusammengehalten werden. In der Prophase der Zellteilung bildet sich zunächst zwischen den beiden Zentrosomen des Zellkerns, die an die beiden Zellpole wandern, ein Spindelfasergeflecht (Spindelapparat) aus, während sich die Membran des Zellkerns auflöst. Während der Promethaphase der Mitose heften sich die Fasern des Spindelapparates an Proteinkomplexe im Bereich der Zentromeren an und ziehen die Chromosomen in die Mitte des Spindelapparates. Die Metaphase ist durch die Anordnung der Chromosomen in einer Ebene (der sogenannten Äquatorialebene) gekennzeichnet. In diesem Stadium haben die Chromosomen ihre größte Dichte erreicht und sind besonders gut durch Färbetechniken zu untersuchen. In der Anaphase werden schließlich die beiden Schwesterchromatiden jedes Chromosoms voneinander getrennt und von den Fasern des Spindelapparates zu den entgegengesetzten Zellpolen gezogen, sodass zwei identische Chromosomensätze entstehen. Das chromosomale Material dekondensiert sich in der anschließenden Telophase wieder, um jeden der beiden Chromosomensätze bildet sich eine Zellmembran aus und die Zelle teilt sich. Es entstehen so zwei Tochterzellen mit identischem diploidem Chromosomensatz. Bei der Teilung werden die Mitochondrien, die ebenfalls DNA tragen, zwischen den beiden Tochterzellen aufgeteilt.

1.6 *Reifeteilung (Meiose)*

Wie oben erwähnt, stammt von jedem Chromosomenpaar eines von der Mutter und eines vom Vater, sodass jeweils die Hälfte des Erbgutes von jedem Elternteil geerbt wurde. Dies wird erreicht, indem bei der Entstehung der Keimzellen (der Ei- und Samenzellen) der Chromosomensatz auf die Hälfte reduziert wird. In jeder Keimzelle liegt nur noch jeweils ein Chromosom jedes Chromosomenpaares (insgesamt also 23 Chromosomen) vor, man spricht dann von einem haploiden Chromosomensatz. Diese Reduktion des Chromosomensatzes wird durch zwei Reduktions- oder Reifeteilungen (meiotische Teilungen) von diploiden Vorläuferzellen der Keimzellen erreicht.

Wie bei der Mitose wird zu Beginn der ersten Reifeteilung (Meiose I) die DNA jedes Chromosoms zunächst repliziert, sodass jedes Chromosom aus zwei Chromatiden besteht. In der Prophase der ersten Reifeteilung (Prophase I) werden die einzelnen Chromosomen zunächst als dünne Fäden sichtbar. Die beiden Chromosomen jedes Chromosomenpaares legen sich als sogenannte Bivalente dicht aneinander, sodass einander entsprechende (homologe) Sequenzen mit hoher Sicherheit nebeneinander liegen. Dieser Vorgang wird als Synapsis bezeichnet. Es erfolgt dann das sogenannte crossing over, bei dem ein Austausch von chromosomalem Material zwischen den beiden homologen Chromosomen stattfindet. Die Austauschstellen sind beim anschließenden Auseinanderweichen der beiden Chromosomen noch kurzzeitig als Überkreuzungsfiguren (Chiasmata) sichtbar. Durch den Austausch kommt es zu einer Rekombination (Neukombination) des Erbgutes. Es entstehen Chromosomen, die sowohl mütterliches als auch väterliches Erbgut enthalten und somit eine neue Kombination von Allelen aufweisen. Diese rekombinanten Chromosomen lassen sich in der folgenden Generation nachweisen.

In der Metaphase I verdichten sich die Chromosomen und ordnen sich wie bei der Mitose in der Äquatorialebene an. In der nachfolgenden Anaphase werden allerdings (anders als bei der Mitose) die beiden homologen Chromosomen jedes Chromosomenpaares getrennt und jeweils eines der beiden wandert zu jedem Zellpol. Welches der beiden Chromosomen (das mütterliche oder das väterliche) jeweils zu welchem Zellpol wandert, entscheidet der Zufall. Anschließend bilden sich Kernmembranen um jeden Chromosomensatz und die Zellteilung wird abgeschlossen.

Es entstehen somit zwei getrennte Zellen mit haploidem Chromosomensatz, die jeweils nur ein Chromosom jedes Chromosomenpaares enthalten. Durch die Rekombination in Form des Crossing over und die zufällige Verteilung der mütterlichen und väterlichen Chromosomen ist so eine Vielzahl von Neukombinationen des Erbgutes möglich.

In der Anaphase der zweiten meiotischen Teilung (Meiose II) werden die beiden Chromatiden jedes Chromosoms voneinander getrennt, sodass in jeder Tochterzelle jeweils 23 Chromosomen mit nur einem Chromatid vorliegen. Die beiden Schwesterchromatiden können sich in diesem Stadium aufgrund der oben beschriebenen Rekombinationsvorgänge voneinander unterscheiden.

Sowohl in der ersten als auch in der zweiten Reifeteilung kann es zu Fehlverteilungen der Chromosomen kommen, wenn beispielsweise beide homologen Chromosomen eines Chromosomenpaares in die gleiche Tochterzelle gezogen werden oder die Schwesterchromatiden in der zweiten Reifeteilung nicht getrennt werden. Es entstehen dann Keimzellen, die ganze Chromosomen oder sogar Chromosomensätze zu viel oder zu wenig enthalten und somit aneuploid sind. Es können jedoch auch nur Teile einzelner Chromosomen verloren gehen oder hinzugewonnen werden, sodass strukturelle Chromosomenstörungen entstehen. Nach derzeitigen Schätzungen weisen etwa 20–25% der Eizellen und etwa 10% der Spermien eine Chromosomenstörung auf.[3] Der Anteil der aberranten Eizellen steigt dabei mit dem mütterlichen Alter an. Ein Zuviel oder Zuwenig an chromosomalem Material beim Embryo kann zu einer Fehlgeburt oder zu Fehlbildungen beim Kind führen.

1.7 *Bildung der Keimzellen (Gametogenese)*

Unter dem Begriff der Gametogenese wird die Bildung der Eizellen (Oogenese) und der Samenzellen (Spermatogenese) zusammengefasst. Beiden gemeinsam ist, dass durch die beschriebenen meiotischen Teilungen eine Reduktion des Chromosomensatzes erreicht wird.

Die Entwicklung der Eizellen beginnt bei weiblichen Individuen etwa vier Wochen vor der Geburt, indem etwa 700.000 bis 2 Millionen Vorläuferzellen in die erste Reifeteilung eintreten. Die Zellen verharren dann als primäre Oozyten (unreife Eizellen) bis zur Pubertät in einem Ruhezustand zwischen der Prophase und Metaphase der ersten Reifeteilung (Diktyotän). Zur Pubertät sind in den beiden Ovarien noch etwa 40.000 der primären Oozyten vorhanden, von denen etwa 400 im Laufe der geschlechtsreifen Phase zum Eisprung kommen. Jede Oozyte ist im Eierstock von einer

---

[3] Eckel / Wieacker 2004.

Schicht hormonbildender Zellen umgeben, die zusammen mit der Oozyte sogenannte Follikel (Eibläschen) bilden. Die erste Reifeteilung wird erst kurz vor dem Eisprung unter dem Einfluss weiblicher Geschlechtshormone beendet. Wie oben beschrieben wird hierbei der Chromosomensatz auf einen haploiden Satz reduziert. Allerdings entstehen durch die Zellteilung am Ende der Meiose I nicht zwei gleichartige Tochterzellen, sondern der zweite Chromosomensatz wird in Form eines Polkörperchens von der eigentlichen Eizelle abgeschnürt. Sowohl in der Eizelle als auch im Polkörperchen liegt jeweils eines der homologen Chromosomen eines Chromosomenpaares vor. Die Eizelle tritt anschließend in die zweite Reifeteilung ein, die jedoch erst nach der Befruchtung abgeschlossen wird. Hierbei kommt es zur Ausstoßung eines zweiten Polkörperchens, in welches jeweils eine Schwesterchromatide jedes in der Eizelle enthaltenen Chromosoms abgegeben wird (Abbildung 1).

Bei männlichen Individuen hingegen beginnt die Reifung der Spermien erst mit der Pubertät. Anders als bei der Frau teilen sich die Vorläuferzellen auch lebenslang weiter, sodass ständig Spermien nachproduziert werden können. Durch die beiden Reifeteilungen entstehen beim Mann aus einer Vorläuferzelle vier gleichwertige Tochterzellen mit jeweils haploidem Chromosomensatz, die zu befruchtungsfähigen Spermien heranreifen (Abbildung 2). Die Entwicklung eines reifen Spermiums aus einer Vorläuferzelle (Spermatogonie) dauert beim Menschen etwa 64 Tage.

1.8 *Befruchtung und frühe Embryonalentwicklung*

Bei jedem Zyklus einer Frau reifen 5–15 Follikel heran, von denen meistens jedoch nur einer zum Eisprung kommt. Kurz vor dem Eisprung, der um den 14. Zyklustag einer Frau stattfindet, vollendet die Eizelle die erste Reifeteilung. Die Eizelle wird nach dem Eisprung vom Eileiter aufgenommen und langsam in Richtung der Gebärmutterhöhle transportiert. Die Spermien steigen nach der Ejakulation rasch über die Gebärmutterhöhle in die Eileiter auf, wo es zur Befruchtung der Eizelle kommt. Die Eizelle ist zu diesem Zeitpunkt von einer Schutzschicht aus Glykoproteinen, der sogenannten Zona pellucida, und von einer Schicht Follikelzellen umgeben. Beide Schichten müssen von den Spermien überwunden werden, um zur Befruchtung zu gelangen. Für die Penetration der Zona pellucida besitzen die Spermien bestimmte Enzyme, die bei Kontakt mit dieser freigesetzt werden. Sobald ein Spermium die Zona pellucida durchdrungen hat, verändert diese ihre Struktur und wird für weitere Spermien unpassierbar.

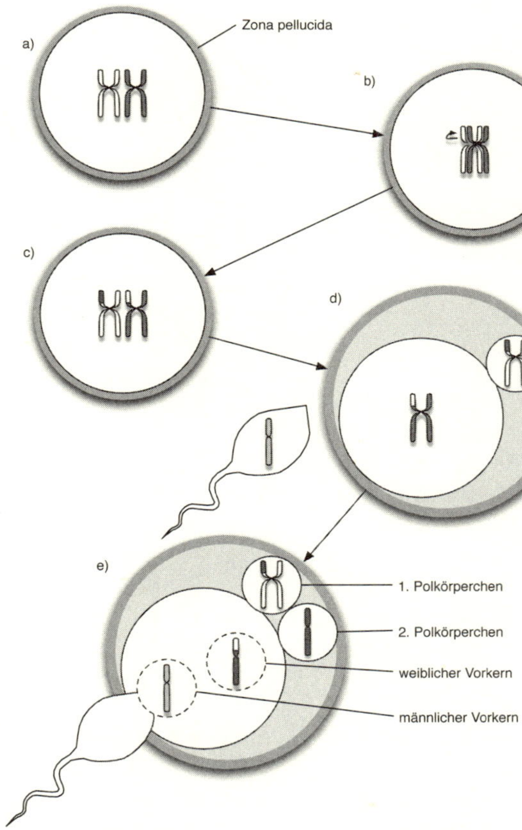

Abbildung 1: Schematischer Ablauf der Oogenese (Eizellenbildung) beim Menschen. Es wird beispielhaft eines der 22 Autosomenpaare des Menschen gezeigt. a) Prophase der 1. Meiotischen Teilung, jedes der Chromosomen besteht aus zwei Schwesterchromatiden. b) Beim Crossing over legen sich die homologen Chromosomen dicht aneinander und tauschen chromosomales Material aus. c) Durch den Austausch kommt es zu einer Rekombination (Neukombination) des Erbgutes, es entstehen Chromosomen, die sowohl mütterliches als auch väterliches Erbgut enthalten. d) Durch die erste Reifeteilung werden die homologen Chromosomen getrennt, der zweite Chromosomensatz wird in Form eines Polkörperchens abgeschnürt. e) Die zweite Reifeteilung wird erst bei der Befruchtung abgeschlossen. Hierbei kommt es zur Ausstoßung eines zweiten Polkörperchens, in welches jeweils eine Schwesterchromatide jedes in der Eizelle enthaltenen Chromosoms abgegeben wird.

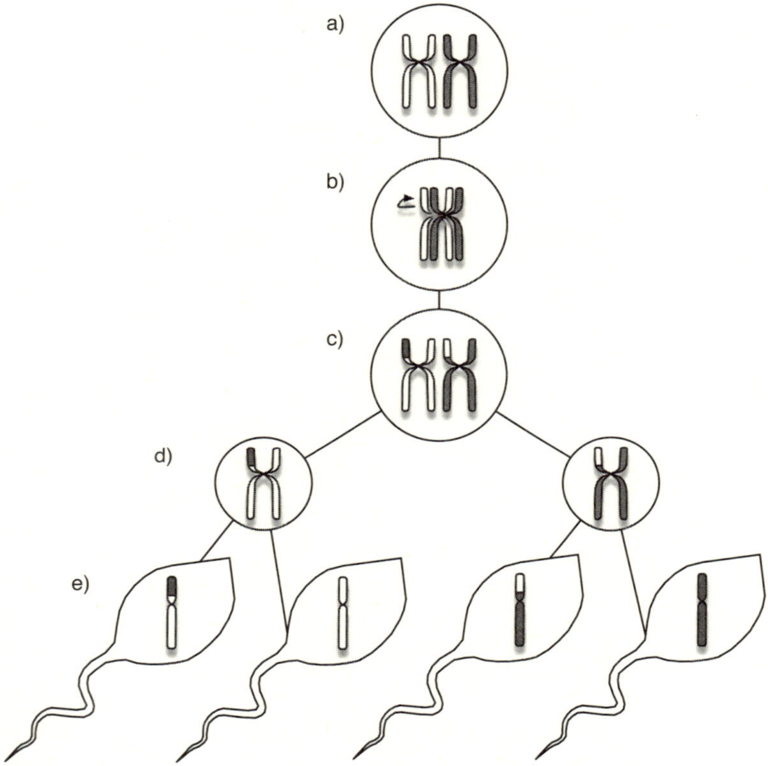

Abbildung 2: Schematischer Ablauf der Spermiogenese (Spermienbildung) beim Menschen. Es wird beispielhaft eines der 22 Autosomenpaare des Menschen gezeigt. a) Prophase der 1. Meiotischen Teilung, jedes der Chromosomen besteht aus zwei Schwesterchromatiden. b) Beim Crossing over legen sich die homologen Chromosomen dicht aneinander und tauschen chromosomales Material aus. c) Durch den Austausch kommt es zu einer Rekombination (Neukombination) des Erbgutes, es entstehen Chromosomen, die sowohl mütterliches als auch väterliches Erbgut enthalten. d) In der Anaphase der 1. Reifeteilung werden die homologen Chromosomen voneinander getrennt. Es entstehen somit zwei getrennte Zellen mit haploidem Chromosomensatz, die jeweils nur ein Chromosom jedes Chromosomenpaares enthalten. e) Durch die 2. Reifeteilung werden die Schwesterchromatiden der Chromosomen getrennt. Anschließend reifen die Vorläuferzellen zu befruchtungsfähigen Spermien heran.

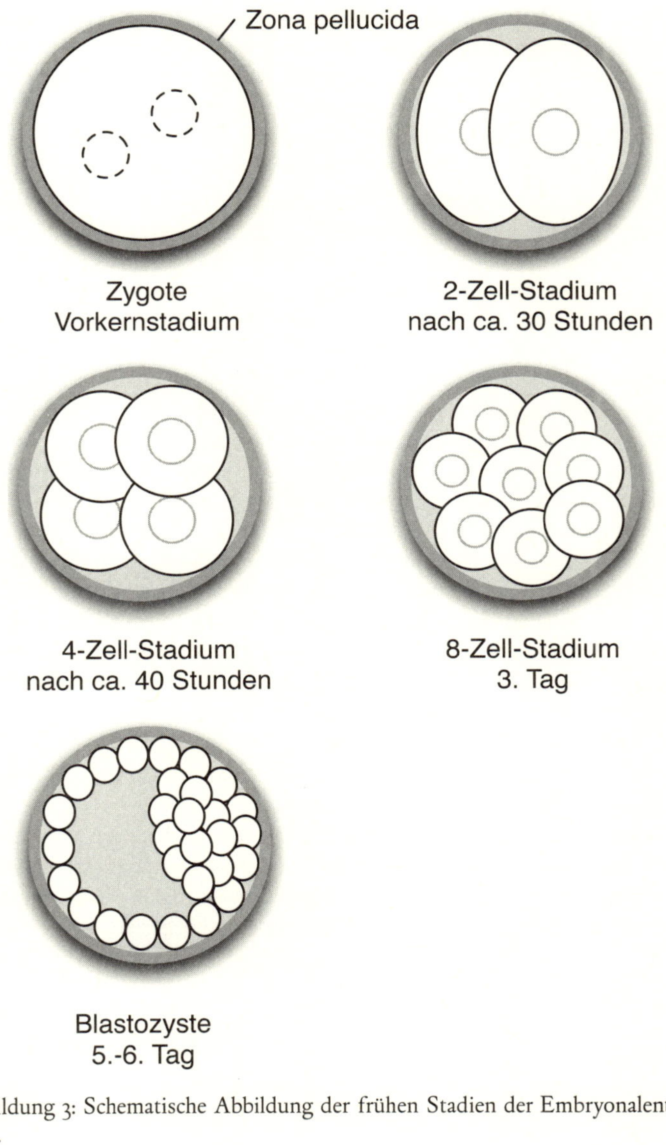

Abbildung 3: Schematische Abbildung der frühen Stadien der Embryonalentwicklung.

Die Spermien, die nicht zur Befruchtung gekommen sind, bleiben in der Zona pellucida haften.

Mit dem Eindringen des Spermiums beendet die Eizelle die zweite Reifeteilung mit der Ausstoßung des zweiten Polkörperchens. Der zurückbleibende haploide Zellkern wandelt sich in den weiblichen Vorkern um, während aus dem Zellkern des Spermiums der männliche Vorkern entsteht. Die beiden Vorkerne replizieren ihre DNA und wandern aufeinander zu (Vorkernstadium). Nach Auflösung der Kernmembranen kommt es zur Bildung einer gemeinsamen Teilungsspindel (Verschmelzung der Vorkerne), welche den Ausgangspunkt für die erste Furchungsteilung darstellt. Sobald sich die Membranen der Vorkerne aufgelöst haben, liegt eine befruchtete Eizelle (Zygote) als früheste Form des Embryos im Sinne des Embryonenschutzgesetzes (ESchG) vor.[4] Das 2-Zell-Stadium wird durch die erste Furchungsteilung etwa 30 Stunden nach dem Eindringen des Spermiums in die Eizelle erreicht, das 4-Zell-Stadium nach etwa 40 Stunden, das 8-Zell-Stadium am dritten Tag. Die durch die Furchungsteilungen entstehenden Tochterzellen, die zunächst noch einen lockeren Zellverband bilden, werden als Blastomeren bezeichnet. Jeder einzelnen dieser Zellen wird in diesem Stadium noch die Fähigkeit zugeschrieben, sich zu einem vollständigen Organismus zu entwickeln (Totipotenz). Nach der dritten Teilung bilden die Zellen enge Verbindungen untereinander aus (Morula). Es kommt hierdurch zur Abgrenzung einer inneren Zellmasse, aus der der eigentliche Embryo hervorgehen wird, und einem äußeren Zellverband, aus dem sich später Anteile des Mutterkuchens und der Eihäute entwickeln. Durch Flüssigkeitseinlagerung zwischen diesen beiden Zellmassen entsteht ein Hohlraum, weshalb der Embryo ab diesem Stadium als Blastozyste bezeichnet wird (Abbildung 3).

Während der Furchungsteilungen wandert der Embryo den Eileiter entlang. Etwa am fünften bis sechsten Tag erreicht die Blastozyste die Gebärmutterhöhle und nistet sich dort ein. Die Gebärmutterschleimhaut ist zu diesem Zeitpunkt optimal auf die Einnistung vorbereitet.

---

[4] Bundesverband Reproduktionsmedizinischer Zentren e. V. 2008. Während in der medizinischen Embryologie im Allgemeinen der Zeitpunkt der Implantation der Frucht in die Gebärmutter als Beginn der Embryonalzeit angesehen wird, liegt laut § 1 Abs. 2 des Embryonenschutzgesetztes (ESchG) bereits ab der Zygote ein Embryo vor.

1.9 *Mutationsarten*

Es existieren verschiedene Arten von genetischen Veränderungen (Mutationen), auf die im Folgenden näher eingegangen wird.

1.9.1 Genommutationen

Hierbei liegen Veränderungen der Gesamtzahl der Chromosomen vor, man spricht daher auch von numerischen Chromosomenaberrationen. Es gibt zwei verschiedene Arten der Genommutation. Bei einer Polyploidie liegen alle Chromosomen nicht doppelt, sondern mindestens verdreifacht vor. Aneuploidien sind durch ein Fehlen oder Hinzukommen einzelner Chromosomen gekennzeichnet.

Numerische Chromosomenaberrationen treten meistens bei der Entstehung der Keimzellen neu auf und sind nicht erblich. In den meisten Fällen sind numerische Chromosomenaberrationen nicht mit einer normalen Embryonalentwicklung vereinbar. Bei lebensfähigen Kindern mit einem aneuploiden Chromosomensatz finden sich meist Fehlbildungen und eine Entwicklungsverzögerung. Die überwiegende Mehrzahl der Schwangerschaften mit numerischen Chromosomenaberrationen endet jedoch in einer Fehlgeburt. Die häufigsten Chromosomenstörungen, die in Fehlgeburten nachgewiesen werden, sind Trisomien (dreifaches Vorhandensein) einzelner Autosomen, insbesondere die Trisomie 16 sowie Trisomien der Chromosomen 13, 15, 18, 21 und 22, Tri- und Tetraploidien (Vorhandensein eines drei- bzw. vierfachen statt eines zweifachen Chromosomensatzes) und die Monosomie X (Vorhandensein nur eines X-Chromosoms, Fehlen des zweiten Geschlechtschromosoms).[5] Aber auch zahlreiche weitere Chromosomenstörungen sind beschrieben. Der wichtigste Risikofaktor für das Auftreten von Chromosomenfehlverteilungen beim werdenden Kind ist das mütterliche Alter. Aber auch der Nachweis von Chromosomenstörungen in vorausgegangenen Schwangerschaften bedeutet eine Erhöhung des Risikos.

1.9.2 Chromosomenmutationen

Bei Chromosomenmutationen (strukturelle Chromosomenaberrationen) handelt es sich um größere strukturelle Umbauten eines oder mehrerer Chromosomen, bei denen sich die Abfolge der Gene und anderer Elemen-

[5] Eckel / Wieacker 2004.

te auf den Chromosomen ändert. Sie können in Form einer (a) Deletion mit Verlust, (b) Duplikation mit Verdopplung, (c) Insertion mit Addition eines zusätzlichen Teilstücks, (d) Inversion mit Drehung eines chromosomalen Abschnitts oder einer (e) Translokation mit Änderung der Position eines oder mehrerer Chromosomensegmente auftreten.

Ist das genetische Material lediglich umverteilt, jedoch nicht vermehrt oder vermindert, spricht man von einem balancierten Chromosomensatz. Etwa jeder 500. Mensch in der Bevölkerung ist Träger einer solchen Chromosomenstörung. Bei Kindern von Translokationsträgern kann es zur Entstehung eines unbalancierten Chromosomensatzes kommen, bei dem Teile der Chromosomen verloren gehen bzw. hinzugewonnen werden. Bei Embryonen mit unbalanciertem Chromosomensatz kommt es, wie oben beschrieben, häufig zu Fehlgeburten. Lebensfähige Kinder mit einem unbalancierten Chromosomensatz fallen meist durch Fehlbildungen und eine schwere Entwicklungsverzögerung auf. Die Chromosomenstörung kann bei männlichen Translokationsträgern auch eine Infertilität verursachen.

1.9.3 Genmutationen

Als Genmutationen werden erbliche Veränderungen eines Gens bezeichnet, die mikroskopisch bzw. zytogenetisch nicht sichtbar sind und die nur die DNA-Sequenz des jeweiligen Gens selbst betreffen. Genmutationen bilden häufig die molekulare Grundlage monogen erblicher, also durch Mutation eines einzelnen Gens hervorgerufener Erkrankungen und können damit Gegenstand einer Präimplantationsdiagnostik sein. Aus diesem Grund wird im Folgenden näher auf sie eingegangen.

Ähnlich wie bei den Genom- und den Chromosomenmutationen können auch bei den Genmutationen verschiedene Formen unterschieden werden:

Substitutionen (auch Punktmutationen genannt): Es handelt sich hierbei um die am häufigsten auftretenden Mutationen, bei denen ein Austausch einer einzelnen Base stattfindet. Je nach Lage des Basenaustausches handelt es sich dabei entweder um eine Sinn verändernde Mutation (missense-Mutation), bei der ein Codon entsteht, welches für eine andere Aminosäure codiert, oder um eine Sinn entstellende Mutation (nonsense-Mutation), bei der ein Stopp-Codon mit vorzeitigem Abbruch der Proteinsynthese entsteht. Es kann sich auch um eine stille (stumme oder synonyme) Mutation handeln, bei der ein Codon entsteht, welches für die gleiche Aminosäure codiert. Dies ist durchaus möglich, da es für viele Aminosäuren mehrere Codierungsmöglichkeiten gibt. Der stillen Mutation sehr ähnlich ist die neutrale Mutation, bei der das neu entstandene Codon eine andere Aminosäure codiert, welche der ursprünglichen Aminosäure chemisch sehr ähnlich ist.

Deletionen: Diese beschreiben den Verlust eines oder mehrerer Basen in einem Gen. Wenn die Deletion von Basenpaaren eine Anzahl enthält, die durch drei teilbar ist, bleibt das Leseraster erhalten, es fehlen jedoch die entsprechenden Aminosäuren im Protein, was ein defektes Protein zur Folge haben kann, aber nicht muss. Man spricht in diesem Fall von einer inframe Mutation (z.B. häufig bei der Muskeldystrophie Typ Becker). Bei einer frame-shift Mutation dagegen kommt es zu einer Verschiebung des Leserasters, aus der dann eine unsinnige Aminosäure-Sequenz mit völlig verändertem Protein hervorgeht (z.B. häufig bei der Muskeldystrophie Typ Duchenne).

Insertionen: Im Gegensatz zu Deletionen werden bei Insertionen zusätzliche Sequenzen in unterschiedlicher Nukleotidlänge in die DNA eingebaut. Auch dies kann zu einem frame-shift führen.

1.9.4 Variabilität des menschlichen Genoms

Durch das seit 1990 bestehende Humangenomprojekt (HGP) wurde bekannt, dass die DNA-Sequenz des Menschen durch eine erhebliche individuelle Variabilität gekennzeichnet ist. Vergleicht man zwei beliebige (haploide) menschliche Genome gleichen Geschlechts miteinander, so stellt man zwar eine 99,9-prozentige Übereinstimmung fest, die verbleibenden 0,1% jedoch repräsentieren etwa 3.000.000 Sequenzunterschiede.

Für den weitaus größten Teil der Variabilität im menschlichen Genom sind die single nucleotide polymorphisms (SNPs) verantwortlich. Hierbei handelt es sich um Austausche einzelner Basenpaare in der DNA-Sequenz, die durchschnittlich alle 290 Basenpaare im gesamten menschlichen Genom vorkommen. Sie machen etwa 90% der interindividuellen genetischen Variabilität aus. Der Großteil der SNPs wird mit großer Wahrscheinlichkeit ohne Auswirkungen auf den Phänotyp (das Erscheinungsbild bestimmter Merkmale bei einem Individuum) bleiben und somit neutral sein, da er in Bereichen des menschlichen Genoms liegt, die nicht an der Bildung von Proteinen beteiligt sind.[6] Die Bedeutung der meisten SNPs auf die Ausprägung bestimmter menschlicher Merkmale ist bislang unbekannt.

Zur Variabilität des menschlichen Genoms tragen zudem Kopienzahl-

[6] Vgl. Abschnitt 1.3.

varianten einzelner Gene bei. Diese Variationen werden als copy number variants (CNVs, Varianten von Genkopien) bezeichnet. Bisher wurde angenommen, dass jedes Gen im menschlichen Genom in zwei Kopien vorliegt (eine Kopie auf dem mütterlichen, die andere auf dem väterlichen Chromosom). In den vergangenen Jahren ist jedoch bekannt geworden, dass die Anzahl von Kopien eines bestimmten Gens innerhalb eines Genoms variieren kann. Inzwischen sind mehrere Tausend solcher CNVs im menschlichen Genom bekannt. Es konnte gezeigt werden, dass CNVs Auswirkungen auf die Disposition zu bestimmten Erkrankungen haben können, sobald ein bestimmter Schwellenwert über- oder unterschritten wird (z.B. psychiatrische Erkrankungen, chronisch entzündliche Darmerkrankungen). Der Nachweis einer bestimmten Kopienzahl eines bestimmten Gens ist jedoch nicht als Beweis für das Vorliegen einer Erkrankung zu betrachten, er stellt lediglich einen disponierenden Marker dar.

1.10 *Erbgänge*

Wie eine erbliche Erkrankung weitervererbt wird, ist abhängig von dem zugrunde liegenden Erbgang. Dabei unterscheidet man im Wesentlichen zwischen der autosomalen, X-chromosomalen und mitochondrialen Vererbung. Von autosomalen Erbgängen spricht man, wenn der betroffene bzw. verursachende Genort (Genlocus) auf einem Autosom lokalisiert ist. Im Gegensatz zu autosomalen Erkrankungen liegen beim X-chromosomalen Erbgang die krankheitsverursachenden genetischen Veränderungen auf einem X-Chromosom. Zudem können auch erbliche Erkrankungen durch Mutationen in der DNA der Mitochondrien verursacht werden; dies wird als mitochondriale Vererbung bezeichnet.

1.10.1 Autosomal-dominanter Erbgang

Eine dominante Vererbung liegt vor, wenn nur eines der beiden paarig angelegten Gene so verändert ist, dass funktionelle Konsequenzen resultieren. Da man an seine Kinder nur jeweils ein Gen eines Genpaares weitergibt, beläuft sich das Risiko für Kinder eines Betroffenen, das veränderte Gen zu erben, auf jeweils 50%. Beim autosomal-dominanten Erbgang spielt das Geschlecht bei der Vererbung keine Rolle, das heißt, sowohl Männer als auch Frauen können die Veränderung geerbt haben bzw. weitervererben. Ein Kind, das von seinem betroffenen Elternteil die Veränderung nicht geerbt hat, wird nicht betroffen sein und kann die Veränderung auch nicht an seine Nachkommen weitergeben. Ein Kind, das die Veränderung geerbt hat, kann sie hingegen mit 50% Wahrscheinlichkeit weitervererben. Von einer autosomal-dominant erblichen Erkrankung sind daher typischerweise mehrere Generationen innerhalb einer Familie betroffen.

1.10.2 Autosomal-rezessiver Erbgang

Für den autosomal-rezessiven Erbgang ist es charakteristisch, dass betroffene Personen zwei veränderte (mutierte) Gene auf den paarig angelegten Chromosomen tragen. Beide Eltern tragen das veränderte Gen nur auf einem der paarigen Chromosomen. Auf dem anderen Chromosom tragen sie jeweils ein unverändertes Gen, das die Veränderung ausgleichen kann. Sie sind daher klinisch nicht betroffen, sind aber sogenannte heterozygote Anlageträger. Infolge der zufälligen Kombinationen der mütterlichen und väterlichen Chromosomen bei der Befruchtung liegt das Risiko für ein Anlageträger-Ehepaar, ein betroffenes Kind zu bekommen, bei jeweils 25%. Die Wahrscheinlichkeit für ein Kind, das heterozygoter Anlageträger ist, liegt bei 50%. Mit 25% Wahrscheinlichkeit ist das Kind Nicht-Anlageträger. Erkrankte Personen tragen zwei veränderte Erbanlagen und geben daher an ihre Nachkommen in jedem Fall eine veränderte Erbanlage weiter. Nur wenn – was meist sehr unwahrscheinlich ist – der Partner einer betroffenen Person selbst Anlageträger oder selbst betroffen ist, kann auch bei den Kindern das entsprechende Merkmal wieder auftreten. Typischerweise treten autosomal-rezessiv vererbte Merkmale daher nur in einer Generation innerhalb einer Familie auf.

1.10.3 X-chromosomal rezessiver Erbgang

X-chromosomal-rezessiv vererbte Merkmale entstehen durch eine veränderte Erbanlage auf einem X-Chromosom. Veränderungen auf dem X-Chromosom können sich im männlichen Geschlecht unmittelbar auswirken, da kein zweites X-Chromosom vorhanden ist, welches genetische Veränderungen ausgleichen kann. Frauen, die eine veränderte Erbanlage auf einem ihrer X-Chromosomen tragen, sind meistens klinisch nicht betroffen, können dieses X-Chromosom aber an ihre Kinder weitergeben. Solche Überträgerinnen werden auch als Konduktorinnen bezeichnet. Da eine Konduktorin an ihre Kinder nur jeweils eines ihrer X-Chromosomen weitergibt, beträgt das Risiko für Söhne einer Konduktorin 50%, Merkmalsträger zu sein. Jede Tochter einer Konduktorin hat ein Risiko von 50%, selbst Überträgerin zu sein. 50% der Söhne sind phänotypisch betroffen.

1.10.4 X-chromosomal dominanter Erbgang

X-chromosomal-dominant vererbte Merkmale sind selten. Beim X-chromosomal-dominanten Erbgang sind sowohl Männer als auch heterozygote Frauen betroffen, Männer zeigen allerdings häufig eine stärkere Ausprägung. Ist ein Mann betroffen, sind die Söhne merkmalsfrei, da sie von ihrem Vater immer das Y-Chromosom, aber nicht das X-Chromosom erben. Töchter dagegen werden zu 100% betroffen sein. Unter den Kindern weiblicher Erkrankter finden sich – in Analogie zum autosomal-dominanten Erbgang – 50% Betroffene unter den Töchtern und Söhnen. Insgesamt sind Frauen doppelt so häufig wie Männer von einer X-chromosomal dominanten Erkrankung betroffen. Allerdings ist der Grad der klinischen Ausprägung bei Frauen in den meisten Fällen milder.

1.10.5 Mitochondriale Vererbung

Mitochondrien besitzen eine eigene Erbsubstanz (DNA). Allerdings ist auf der mitochondrialen DNA (mtDNA) der »Bauplan« nur für einen Teil der Eiweiße (Proteine) des Mitochondriums enthalten, der andere liegt auf der DNA der Chromosomen des Zellkerns (nukleäre DNA). Bei Mutationen der mtDNA ist meist nur ein Teil der Mitochondrien betroffen, sodass in einer Gewebeprobe normale mtDNA neben mutierter mtDNA gefunden werden kann (Heteroplasmie). Dabei gibt es eine gewisse Korrelation zwischen dem Anteil der veränderten mtDNA und dem Schweregrad der Erkrankung sowie dem Risiko, die Genveränderung weiterzuvererben. Mutationen der mtDNA werden entlang der mütterlichen (maternalen) Linie vererbt, da Mitochondrien nur über die Eizelle, nicht aber über das Spermium weitergegeben werden. Dies bedeutet, Töchter und Söhne können Träger einer mitochondrialen Mutation sein und damit eventuell erkranken, aber nur die Töchter sind Überträger. Eine Angabe des Wiederholungsrisikos für Kinder von erkrankten Frauen ist nicht möglich (theoretisch zwischen 0% und 100%).

1.10.6 Multifaktorielle Vererbung

Bei der multifaktoriellen Vererbung wird davon ausgegangen, dass das gleichzeitige Vorkommen verschiedener genetischer Varianten (z.B. bestimmte SNPs und Kopienzahlvarianten[7]) gemeinsam mit Umwelteinflüs-

---

[7] Vgl. Abschnitt 1.9.4.

sen für die Ausbildung eines klinischen Merkmals verantwortlich ist (genetische Disposition). Die Gewichtung der einzelnen Varianten dürfte dabei unterschiedlich sein. Wenn die Anzahl bzw. das Gewicht der disponierenden genetischen und äußeren Faktoren einen gewissen Schwellenwert überschreitet (z.B. bei Lippen-Kiefer-Gaumenspalten), kommt es zum Auftreten der Krankheit. Für die meisten multifaktoriell vererbten Merkmale sind die genetischen Faktoren, die diese Eigenschaften beeinflussen, bisher nur unzureichend bekannt und es können folglich keine zuverlässigen genetischen Risikoprofile für eine multifaktorielle Erkrankung erstellt werden.

2. Präimplantationsdiagnostik (PID)

Mit Ausnahme der Polkörperdiagnostik[8] ist die Präimplantationsdiagnostik in Deutschland derzeit durch das ESchG verboten. Die meisten Erfahrungen beruhen daher auf Untersuchungen im europäischen und außereuropäischen Ausland.

2.1 *Begriffserläuterung und geschichtliche Herleitung*

Der Begriff Präimplantationsdiagnostik (PID; englisch: preimplantation genetic diagnosis / PGD) bezeichnet ein frühes Verfahren der vorgeburtlichen Diagnostik. Hierbei werden aus Embryonen, die durch extrakorporale Befruchtung mithilfe der In-Vitro-Fertilisation (IVF) bzw. der Intrazytoplasmatischen Spermieninjektion (ICSI) gewonnen wurden, Zellen (Blastomerzellen) isoliert und auf bestimmte genetische Veränderungen untersucht. Ziel des Verfahrens ist es, nur die Embryonen, die frei von der auszuschließenden genetischen Veränderung sind, in die Gebärmutter zu überführen, um eine Schwangerschaft herbeizuführen.[9]

Die ersten Anwendungen fand die PID 1990 durch den Biologen Alan Handyside und seine Mitarbeiter in Großbritannien.[10] Er führte in Familien mit bekannten X-chromosomal-rezessiven Erkrankungen (X-chromosomale mentale Retardierung, Adrenoleukodystrophie, Lesch-Nyhan Syndrom, Muskeldystrophie Typ Duchenne) eine Geschlechtsbestimmung an

---

[8] Siehe unten Abschnitt 2.3.

[9] Sermon 2006.

[10] Handyside et al. 1990.

Embryonen durch, um nur weibliche Embryonen in die Gebärmutter zu überführen. Dadurch wurde den betreffenden Paaren das Risiko genommen, einen betroffenen Jungen zu bekommen. Im Jahr 1992 wurde über das erste lebend geborene Kind nach durchgeführter PID für die monogen erbliche Stoffwechselerkrankung Zystische Fibrose berichtet.[11] Drei Jahre später, 1995, publizierte ein Zentrum für PID in Brüssel den Nachweis einer krankheitsverusachenden Keimbahnmutation durch PID bei Muskeldystrophie Typ Duchenne.[12] Seither hat die PID zahlreiche neue Anwendungen gefunden, die mit immer neuen Untersuchungsmethoden umgesetzt werden. Im Jahr 2001 wurde als letzter großer Fortschritt in der Entwicklung von einem PID-Verfahren berichtet, welches es ermöglicht, eine Typisierung für das Humane Leukozytenantigen (HLA) durchzuführen.[13] Diese Anwendung könnte beispielsweise von einem Paar in Betracht gezogen werden, das ein erkranktes Kind hat, dessen Erkrankung durch die Transfusion geeigneter Blutstammzellen eines gezielt ausgewählten Geschwisterkindes geheilt werden könnte.

2.2 *Extrakorporale Fertilisation*

Paare, bei denen eine Empfängnis auf natürlichem Wege aus unterschiedlichen Ursachen nicht möglich ist, entschließen sich häufig für die Durchführung einer künstlichen Befruchtung. Die Verfahren, die hierbei im Wesentlichen eingesetzt werden, beruhen auf einer Befruchtung der Eizellen außerhalb des weiblichen Körpers, der sogenannten extrakorporalen Fertilisation, mit anschließender Übertragung der Embryonen in die Gebärmutter. Da für eine PID die Entnahme einzelner Zellen des werdenden Embryos für eine genetische Untersuchung zur Auswahl geeigneter Embryonen nötig ist, ist eine extrakorporale Fertilisation auch die Voraussetzung für eine PID. Auch fertile Paare müssen daher für eine PID eine künstliche Befruchtung mit allen Nachteilen und Risiken auf sich nehmen. Da das Verfahren zeitaufwändig und vor allem für die Frau sehr belastend ist, müssen bei der Entscheidung zur PID auch das Alter sowie die körperliche und psychische Verfassung der Frau in Betracht gezogen werden.

In jeder Schwangerschaft besteht ein gewisses Risiko, dass bei dem Kind eine angeborene, behandlungsbedürftige Fehlbildung oder Erkran-

[11] Handyside et al. 1992.
[12] Liu et al. 1995.
[13] Verlinsky et al. 2001.

kung vorliegt, die sowohl durch genetische als auch durch äußere Faktoren bedingt sein kann. Dieses Risiko wird für ein gesundes Elternpaar mit etwa 7% angegeben.[14] Eine Erhöhung dieses Basisrisikos nach IVF / ICSI-Therapie wird in der aktuellen Literatur kontrovers diskutiert. Nach aktueller Datenlage aus Metaanalysen besteht eine Erhöhung dieses Basisrisikos bei der IVF / ICSI-Therapie um den Faktor 1,3.[15]

Die technischen Verfahren, die bei der PID Anwendung finden, sind insbesondere die In-vitro-Fertilisation (IVF) bzw. die Intrazytoplasmatische Spermieninjektion (ICSI). Beiden Verfahren geht eine Stimulation der Eierstöcke zur Eizellgewinnung voraus.

2.2.1 Follikelstimulation und -punktion

Ziel der PID ist die Auswahl bestimmter Embryonen für die Übertragung in die Gebärmutter. Es werden daher naturgemäß mehrere Eizellen für die Untersuchung benötigt, auch mehr als bei der IVF / ICSI zur Behandlung der Unfruchtbarkeit, d.h. ohne PID. Da bei einem normalen Zyklus der Frau normalerweise nur eine Eizelle zur Reifung kommt, ist eine hormonelle Stimulation der Eierstöcke notwendig, damit mehrere Eizellen zeitgleich heranreifen (Follikelstimulation). Anschließend erfolgt die Punktion der einzelnen Eibläschen von der Scheide aus unter Ultraschallsicht, um die Eizellen (etwa 8–12) zu gewinnen.

Sowohl die hormonelle Stimulationsbehandlung als auch die Follikelpunktion sind mit Risiken verbunden. Durch die Hormongabe kann es zu einem ovariellen Überstimulatiossyndrom kommen. Dieses äußert sich zunächst durch eine zystische Vergrößerung der Eierstöcke und unspezifische Symptome wie Übelkeit und Erbrechen. Bei schwereren Verläufen, die in etwa 2% der Stimulationsbehandlungen auftreten,[16] folgt eine Wassereinlagerung im Bauchraum (Aszites) und im Brustkorb (Pleuraergüsse), die mit starken Schmerzen und Atemnot einhergehen können. Durch die Wasserumverteilung resultieren zudem eine Eindickung und erhöhte Gerinnungsneigung des Blutes, welche die Bildung von Blutgerinnseln (Thrombosen) zur Folge haben können. Unbehandelt kann das Überstimulationssyndrom in seltenen Fällen zum Tod führen.

Bei der Follikelpunktion sind als mögliche Komplikationen vor allem eine Verletzung von benachbarten Organen (insbesondere Harnblase und

---

[14] Queißer-Luft / Spranger 2006.

[15] Sutcliffe / Ludwig 2007.

[16] Goerke / Steller / Valet 2003.

Darm) und von Blutgefäßen mit Einblutung in den Bauchraum sowie eine Verschleppung von Krankheitserregern mit Infektion der Bauchhöhle zu nennen.

Die gewonnenen Eizellen werden nach der Punktion direkt in ein Nährmedium überführt und durch IVF bzw. ICSI befruchtet.

2.2.2 In-vitro-Fertilisation (IVF)

Bei der IVF werden die Eizellen zusammen mit aufbereiteten Spermien in ein Nährkulturmedium gegeben, wo die Befruchtung der Eizelle erfolgt. Die Spermien durchdringen hierbei aktiv die Zona pellucida, welche die Eizelle umgibt. Sobald das erste Spermium diese Schutzhülle überwunden hat, verändert sich die Struktur der Zona pellucida, sodass keine weiteren Spermien eindringen können. Die Spermien, welche nicht zur Befruchtung gekommen sind, bleiben jedoch in der Zona pellucida haften und können später bei der Entnahme der Zellen für die PID zu einer »Verunreinigung« führen. Aus diesem Grund kommt das Verfahren der IVF im Rahmen der PID eher selten zum Einsatz.

2.2.3 Intrazytoplasmatische Spermieninjektion (ICSI)

Die ICSI kommt in der Infertilitätsbehandlung vornehmlich zur Anwendung, wenn eine eingeschränkte Beweglichkeit der Spermien Ursache der Unfruchtbarkeit ist. Bei diesem Verfahren wird ein einzelnes Spermium unter mikroskopischer Kontrolle direkt in die Eizelle eingebracht. Die Zona pellucida wird hierbei mechanisch durchbrochen. Der Vorteil für die PID liegt bei dieser Methode darin, dass keine nicht zur Befruchtung kommenden Spermien an der Eizelle haften bleiben, deren DNA zu einer Verfälschung des Ergebnisses der PID führen kann.

2.2.4 Embryonentransfer

Zwischen dem zweiten und sechsten Tag nach der Befruchtung werden die ausgewählten Embryonen in die Gebärmutter übertragen. Auch bei einer extrakorporalen Befruchtung im Rahmen der Unfruchtbarkeitsbehandlung wird eine Vorauswahl der befruchteten Eizellen vor dem Transfer getroffen, um möglichst die vielversprechendsten Zellen in die Gebärmutter einzusetzen. Hierfür werden die befruchteten Eizellen im Vorkernstadium mikroskopisch begutachtet (Vorkern-Scoring), wobei hauptsächlich die Größe und Beschaffenheit der Vorkerne sowie strukturelle Veränderungen in den dem anderen Vorkern zugewandten Bereichen beurteilt werden, die eine prognostische Einschätzung der späteren Entwicklung der Blastozyste erlauben. Auch bei der PID werden die Embryonen zusätzlich zu den Ergebnissen der eigentlichen PID nach morphologischen Kriterien ausgewählt. Viele Embryonen wachsen nach extrakorporaler Befruchtung und Kultivierung dennoch nicht in der Gebärmutter an.

Eine Übertragung der Embryonen in die Gebärmutter ist theoretisch zwischen dem zweiten und sechsten Tag nach der Befruchtung möglich. Die aktuellen Daten zeigen jedoch, dass durch eine Übertragung der Embryonen erst am fünften bis sechsten Tag nach der Befruchtung (im Blastozystenstadium) eine signifikant höhere Rate von Schwangerschaften und lebend geborenen Kindern erzielt werden kann.[17] Ein Grund hierfür ist, dass zu diesem Zeitpunkt die Gebärmutterschleimhaut optimal auf die Einnistung des Embryos (die auch physiologisch in diesem Zeitraum stattfinden würde) vorbereitet ist. Embryonen, welche einen entscheidenden Entwicklungsnachteil tragen (beispielsweise eine Aneuploidie) entwickeln sich zudem unter Kulturbedingungen häufig nicht bis zu diesem Stadium. Es wird somit eine natürliche Auslese entwicklungsfähiger Embryonen bewirkt. Allerdings besteht das Risiko, dass am fünften bis sechsten Tag keine Embryonen mehr für den Transfer zur Verfügung stehen.

Um die Chance auf eine Schwangerschaft zu erhöhen, wird in der Regel mehr als ein Embryo in die Gebärmutter übertragen, wodurch eine erhöhte Wahrscheinlichkeit für Mehrlingsschwangerschaften besteht. In Deutschland werden nicht mehr als drei Embryonen gleichzeitig in die Gebärmutter eingesetzt, beim ersten Zyklus möglichst nur zwei Embryonen. Die Wahrscheinlichkeit für eine Mehrlingsschwangerschaft liegt dennoch bei 36 %.[18] Im Ausland werden »überzählige«, aber geeignete Embryonen, die nicht in die Gebärmutter eingesetzt werden, gegebenenfalls für einen späteren Embryonentransfer eingefroren. Die Schwangerschaftsrate nach Transfer dieser Embryonen ist jedoch geringer als bei frischen Embryonen.[19] Aktuelle Ansätze gehen dahin, die Vorauswahl der Embryonen derart zu optimieren, dass auch beim Transfer nur eines Embryos gute Erfolgsaussichten für eine Schwangerschaft bestehen.[20]

---

[17] Blake et al. 2007.

[18] Harper et al. 2008.

[19] Mocanu et al. 2008.

[20] De Sutter et al. 2003.

2.3 *Möglichkeiten der Zellgewinnung zur PID*

Um einzelne Zellen des Embryos für die PID zu gewinnen, wurden verschiedene Verfahren etabliert. Diese unterscheiden sich im Wesentlichen im Zeitpunkt der Zellgewinnung, der zwischen der reifen Eizelle und dem Blastozystenstadium liegt. Die Eizelle bzw. der Embryo wird hierfür zunächst von umgebenden Zellen befreit und mit einer Saugpipette fixiert. Die Zona pellucida wird aufgebrochen, um in einem zweiten Schritt einzelne Zellen zu entfernen. Das Aufbrechen kann dabei entweder durch eine scharfe Nadel, durch einen Laser oder durch eine chemische Behandlung der Zona pellucida erfolgen.

2.3.1 Polkörperdiagnostik

Die Polkörperdiagnostik nimmt eine Sonderstellung innerhalb der Präimplantationsdiagnostik ein, da es sich hierbei nicht um eine Untersuchung von Embryonen, sondern um eine Form der Eizellselektion vor der Implantation handelt. Polkörperchen entstehen, wie oben beschrieben, bei der Reifung der Eizellen durch die Reduktionsteilungen.[21] Sie enthalten den Teil des Erbgutes der ursprünglichen mütterlichen Zelle, der nicht in der Eizelle verblieben ist. Untersuchungen des genetischen Inhaltes der Polkörperchen lassen somit indirekt Rückschlüsse auf das Genom der zugehörigen Eizelle zu.

Das erste Polkörperchen wird kurz vor dem Eisprung abgegeben und enthält jeweils ein Chromosom der ursprünglichen mütterlichen Chromosomenpaare. Das zweite Polkörperchen, in das jeweils eine Chromatide von jedem Chromosom der Eizelle abgegeben wird, wird nach der Befruchtung der Eizelle durch das Spermium abgeschnürt.

Sofern die Eizelle bei der Polkörperchenentnahme nicht verletzt wird, was eine gewisse methodische Erfahrung voraussetzt, hat die Entfernung der Polkörperchen keinen nachteiligen Effekt auf die spätere Entwicklung des Embryos. Durch den frühen Zeitpunkt der Zellentnahme steht zudem ausreichend Zeit für die Untersuchung zur Verfügung. In Deutschland besteht der größte Vorteil dieser Methode jedoch darin, dass keine Embryonen im Sinne des ESchG untersucht werden. Denn hiernach beginnt das Embryostadium erst nach Verschmelzung der beiden Vorkerne mit Bildung der Zygote. Somit ist diese Diagnostik auch in Deutschland erlaubt.

Allerdings ist das Zeitfenster vor der Verschmelzung der Vorkerne, in

---

[21] Siehe oben Abschnitt 1.7.

dem die Entnahme der Polkörperchen möglich ist, eng begrenzt. Die Methode birgt auch einige weitere Nachteile. Naturgemäß lässt die Untersuchung nur Rückschlüsse auf das genetische Material des weiblichen Vorkerns zu. Eine Aussage über das Erbgut des männlichen Vorkerns ist hingegen nicht möglich. Eine Polkörperdiagnostik ist daher nur sinnvoll für Dispositionen, die von der Mutter vererbt werden, bzw. im Falle der autosomal-rezessiv vererbten Erkrankungen vom mütterlichen Erbgut mit beeinflusst werden. Hinzu kommt, dass für die Diagnostik nur ein bis zwei Zellen zur Verfügung stehen. Es besteht daher eine gewisse diagnostische Unsicherheit dieses Verfahrens. Durch die Entnahme beider Polkörperchen wird die Verlässlichkeit der Methode erhöht. Allerdings ist hierfür, im Gegensatz zur alleinigen Untersuchung des ersten Polkörperchens, die Befruchtung der Eizelle vor der Entnahme der Polkörperchen nötig.

Die Polkörperdiagnostik wird inzwischen an einigen spezialisierten Zentren in Deutschland angeboten. Im Wesentlichen wird die Untersuchung zum Ausschluss chromosomaler Fehlverteilungen und Aberrationen durchgeführt.[22]

2.3.2 Blastomerenbiopsie

Die weltweit am häufigsten praktizierte und daher auch am besten erforschte Methode der Zellgewinnung für die PID ist die Blastomerenbiopsie am dritten Tag der Embryonalentwicklung. Der Embryo besteht zu diesem Zeitpunkt nach den ersten Furchungsteilungen aus etwa 6–10 Zellen. Es werden möglichst zwei der Zellen für die Diagnostik entnommen. Die einzelnen Zellen werden in diesem Stadium noch als totipotent angesehen, das heißt, jede einzelne Zelle hat noch die Fähigkeit, sich zu einem vollständigen Organismus zu entwickeln. Die anderen Zellen des Embryos sind in diesem Stadium in der Lage, die Funktionen der entnommenen Zellen zu ersetzen. Nach der aktuellen Literatur kann ein Viertel der Zellmasse eines Embryos entnommen werden, ohne dass eine langfristige Schädigung des Embryos zu erwarten ist.[23] Die Entwicklung wird jedoch etwas verlangsamt.

In jeder Zelle des Embryos ist sowohl das väterliche als auch das mütterliche Erbgut enthalten, sodass eine Untersuchung auf erbliche Erkrankungen aus der mütterlichen und der väterlichen Linie möglich ist. Da

---

22 Vgl. unten Abschnitt 2.5.2.

23 Hardy et al. 1990; Tarin et al. 1992.

üblicherweise zwei Zellen für die Untersuchung entnommen werden, ist die diagnostische Sicherheit der Methode besser als beispielsweise bei der Untersuchung des ersten Polkörpers. Allerdings kann nicht ausgeschlossen werden, dass bei der Punktion Zellen entnommen werden, deren Zellkern bei der Zellteilung verloren gegangen ist und die daher kein Erbgut für die Diagnostik enthalten. Da bei jeder Zellteilung Fehler entstehen können, kann es auch bereits in den Furchungsteilungen zu einer Entstehung eines sogenannten Mosaiks unterschiedlicher Zellen im Embryo kommen. Die genetische Veränderung liegt dann nicht in allen Zellen vor und eine sichere Aussage, ob die entnommenen Zellen repräsentativ für den gesamten Embryo sind, ist nicht möglich.

2.3.3 Blastozystenbiopsie

Für die PID können im Blastozystenstadium eine Reihe von Zellen der äußeren Zellschicht entnommen werden. Ob diese repräsentativ für die innere Zellmasse sind oder ob sich im Laufe der Zellteilungen Unterschiede ergeben haben (beispielsweise durch eine Chromosomenfehlverteilung bei einer Zellteilung), kann nicht untersucht werden.

Aufgrund der Kulturbedingungen erreichen jedoch nicht alle Embryonen in Kultur dieses Entwicklungsstadium, sodass bereits eine Vorauswahl entwicklungsfähiger Embryonen stattgefunden hat. Die Wahrscheinlichkeit für eine Einnistung ist daher höher, die Rate von Mehrlingsschwangerschaften sinkt. Insgesamt stehen jedoch weniger Embryonen für die PID zur Verfügung. Als weiteres Problem dieser Methode kommt hinzu, dass für die weitere Entwicklung der Embryonen ein Transfer in die Gebärmutter vor dem sechsten Tag notwendig ist. Die Zeit, die für die Untersuchung zur Verfügung steht, ist daher sehr begrenzt.

2.4. *Indikationen für eine PID*

Die Indikationen für eine PID überschneiden sich in weiten Bereichen mit denen der Pränataldiagnostik (PND).

2.4.1 Chromosomenstörungen

Chromosomenstörungen stellen die häufigste Ursache für Fehlgeburten (Aborte) im ersten Schwangerschaftsdrittel dar. Etwa die Hälfte aller Spontanaborte zwischen der achten und zwölften Schwangerschaftswoche ist auf eine Fehlverteilung der Chromosomen zurückzuführen. Eine normale Entwicklung des Embryos setzt einen normalen diploiden Chromosomensatz voraus. Ein Zuviel oder Zuwenig an chromosomalem Material hat in den meisten Fällen eine Störung der Entwicklung zur Folge, die sich als Fehlbildungen und Entwicklungsstörungen beim Kind äußern können, meist jedoch eine Fehlgeburt verursachen. Chromosomenstörungen stellen die häufigste Indikation für eine Pränataldiagnostik in Deutschland dar. Man unterscheidet hierbei zwischen zahlenmäßigen (numerischen) und strukturellen Chromosomenstörungen.[24]

Der Ausschluss von zahlenmäßigen Chromosomenstörungen durch eine Präimplantationsdiagnostik (sogenanntes Aneuploidie-Screening) wird im Wesentlichen im Rahmen einer ICSI bzw. IVF zur Unfruchtbarkeitsbehandlung durchgeführt. Anlässe hierfür sind meist ein erhöhtes mütterliches Alter, der Nachweis von Chromosomenstörungen in vorausgegangenen Schwangerschaften und wiederholte Misserfolge in der Implantation der Embryonen. Mittels FISH-Diagnostik[25] wird, vereinfacht gesagt, die Anzahl bestimmter Chromosomen in den für die PID entnommenen Zellen bestimmt. Ziel ist es, Embryonen ohne Aneuploidie für die Implantation auszuwählen, um so die Implantationsrate zu verbessern. Eine erste systematische Untersuchung zum Erfolg dieser Methode wurde 2004 veröffentlicht.[26] Es wurde hierbei zwar keine wesentliche Verbesserung der Implantationsrate und keine Erhöhung der Schwangerschaftsrate durch ein Aneuploidie-Screening beobachtet, doch konnte gezeigt werden, dass die Anzahl der transferierten Embryonen durch dieses Verfahren reduziert werden konnte. Dies ist insbesondere dann von Bedeutung, wenn die Anzahl von Embryonentransfers streng reguliert ist. Im Gegensatz zu diesen Ergebnissen wurde in einer weiteren Studie ein nachteiliger Einfluss des Aneuploidie-Screenings auf die Implantationsrate im Vergleich zu einer Kontrollgruppe beschrieben.[27] Diese Studie wurde aufgrund der Interpretation der Daten von anderen Autoren kritisch betrachtet und kommentiert.[28]

Durch eine PID ist es auch möglich, bei gesicherten elterlichen Translokationsträgern festzustellen, bei welchen Embryonen ein balancierter Chromosomensatz vorliegt und daher eine normale Embryonalentwick-

---

24 Siehe oben Abschnitt 1.9.1.
25 Siehe unten Abschnitt 2.5.2.
26 Staessen et al 2004.
27 Mastenbroek et al 2007.
28 Cohen / Grifo 2007.

lung zu erwarten ist. Nur diese Embryonen werden dann in die Gebärmutter übertragen.

2.4.2 Monogen erbliche Erkrankungen

Als monogen erblich bezeichnet man Erkrankungen, die auf eine Veränderung nur einer Erbanlage zurückgeführt werden. Die verschiedenen Erbgänge monogener Erkrankungen sind oben in Abschnitt 1.10 bereits beschrieben worden. Das Ziel einer PID auf monogen erbliche Erkrankungen ist es, das Auftreten der Krankheit bei den Nachkommen zu vermeiden. Für die Durchführung der PID müssen hierbei bestimmte Voraussetzungen erfüllt sein: Zum einen muss die ursächliche Mutation in der Familie bekannt und mit einer hohen diagnostischen Sicherheit nachweisbar sein. Zum anderen muss aufgrund des Stammbaumes (z. B. betroffenes Geschwisterkind, betroffener Elternteil) und des zugrunde liegenden Erbganges ein erhöhtes Wiederholungsrisiko für zukünftige Kinder bestehen. Sind diese Voraussetzungen erfüllt, kann man in den entnommenen embryonalen Zellen die ursächliche genetische Veränderung suchen.

Beim autosomal-dominanten Erbgang ist meistens ein Elternteil selbst von der Krankheit betroffen. Das Wiederholungsrisiko für Kinder beträgt bei autosomal-dominanten Erkrankungen 50 %. Ob eine PID auf diese Erkrankung gewünscht wird, hängt im Wesentlichen von der Art und dem Schweregrad der Erkrankung ab. Erkrankungen mit milder Verlaufsform und / oder spätem Manifestationsalter sind meist kein Anlass für eine PID. Eine PID wird eher bei schweren, therapeutisch nicht behandelbaren Erkrankungen durchgeführt. Laut den Daten der European Society of Human Reproduction and Embryology (ESHRE) waren zuletzt die Chorea Huntington und die Myotone Dystrophie, beides nicht therapeutisch behandelbare neurologische Erkrankungen, die häufigsten Anlässe für eine PID bei autosomal-dominanten Erkrankungen in Europa.[29]

Hat ein Paar bereits ein Kind mit einer autosomal-rezessiven Erkrankung bekommen, dann ist es sehr wahrscheinlich, dass beide Eltern Anlageträger für die Erkrankung sind und für jedes weitere Kind ein Wiederholungsrisiko von 25 % besteht. Für die Durchführung einer PID müssen die Diagnose des ersten Kindes jedoch gesichert und die genetischen Veränderungen bekannt sein. Mit einer Häufigkeit von etwa 1:2.500 ist die Mukoviszidose (Cystische Fibrose) die häufigste autosomal-rezessive Erkrankung in Deutschland, etwa jeder 25. in der Allgemeinbevölkerung ist

[29] Goossens et al. 2008.

Anlageträger für diese Erkrankung. Diese Erkrankung war in den europäischen Zentren für PID damit auch die häufigste Indikation für eine PID, gefolgt von der Beta-Thalassämie (einer Erkrankung der roten Blutkörperchen) und der Spinalen Muskelatrophie (einer schweren neurologischen Erkrankung).[30]

Bei X-chromosomal-rezessiven Erkrankungen erkranken in der Regel nur Männer, welche die ursächliche Erbanlage tragen. Frauen, welche die gleiche Veränderung auf einem ihrer beiden X-Chromosomen tragen (Überträgerinnen oder Konduktorinnen), sind hingegen meist gesund. Sie können die Veränderung jedoch an ihre Nachkommen weitergeben. Das Risiko für Söhne von Überträgerinnen, an der X-chromosomalen Krankheit zu leiden, beträgt 50%. Töchter sind wiederum zu 50% Überträgerinnen. Die schwer verlaufenden X-chromosomal-rezessiven Erkrankungen für die es meist keine therapeutischen Möglichkeiten gibt, stellen eine typische Indikation für eine PID dar. Insbesondere sind hierbei die Muskeldystrophie Typ Duchenne, das Fragile X-Syndrom, welches mit einer geistigen Behinderung der betroffenen Jungen einhergeht, die Stoffwechselerkrankung Morbus Fabry und die mit einem zunehmenden Sehverlust einhergehende Retinitis pigmentosa zu nennen.[31]

Auch eine PID auf mitochondriale Erkrankungen ist theoretisch möglich. Hierbei wird das Erbgut der Mitochondrien der entnommenen Zellen auf die in der Familie vorliegende genetische Veränderung untersucht. Mitochondrien werden lediglich über die Eizelle an die Nachkommen weitergegeben, es handelt sich daher um eine rein mütterliche Vererbung. Die diagnostische Sicherheit dieser Untersuchung ist jedoch eingeschränkt. Bei jeder Zellteilung werden die Mitochondrien der Ursprungszelle zwischen den beiden Tochterzellen aufgeteilt. Bei mitochondrialen Erkrankungen tragen üblicherweise nicht alle Mitochondrien einer Zelle die Mutation, sondern lediglich ein Teil. Kommt es nun in den ersten Furchungsteilungen bereits zu einer ungleichen Verteilung von Mitochondrien mit und ohne Mutation zwischen den Tochterzellen, so ist eine Aussage über die anderen Zellen durch beispielhafte Untersuchung zweier Einzelzellen nicht mehr möglich. Eine PID auf mitochondriale Erkrankungen wird daher üblicherweise nicht durchgeführt.

---

30 Goossens et al. 2008.

31 Goossens et al. 2008.

2.4.3 Geschlechtsbestimmung

Durch eine PID ist es möglich, das Geschlecht des Embryos zu bestimmen. Dies kann medizinisch sinnvoll sein, wenn bei einer bekanntermaßen X-chromosomal-rezessiv vererbten Krankheit in einer Familie die ursächliche genetische Veränderung nicht gefunden werden kann. Da bei diesem Erbgang fast ausschließlich männliche Anlageträger erkranken, können durch eine Geschlechtsbestimmung ausschließlich weibliche Embryonen für die Übertragung in die Gebärmutter ausgewählt werden. Allerdings werden hierdurch auch nicht betroffene männliche Embryonen »verworfen«.

Es besteht auch die Möglichkeit, die PID unabhängig von einer X-chromosomalen Erkrankung zur Geschlechtsbestimmung des zukünftigen Kindes einzusetzen. Dies kann gewünscht werden, wenn ein Paar eine starke Prävalenz für das Geschlecht ihres zukünftigen Kindes hat oder aufgrund der gesellschaftlichen Gegebenheiten in manchen Ländern ein bestimmtes Geschlecht bevorzugt wird »family balancing«.

2.4.4 HLA-Typisierung

Eine der Einsatzmöglichkeiten der PID ist die Bestimmung des HLA (Humanes Leukozytenantigen)-Typs der Embryonen, um einen geeigneten Spender (»saviour baby«) für ein bereits existierendes Kind mit einer therapiebedürftigen Erkrankung zu erzeugen. Dies kann von Eltern gewünscht werden, die nach einer Behandlungsmöglichkeit für ihr schwer krankes Kind suchen. Wenn beispielsweise ein Kind eines Paares an einer Thalassämie, einer Fanconi-Anämie oder einem genetisch bedingten Immundefekt erkrankt ist und zur Heilung der Erkrankung eine Knochenmarksspende benötigt, kann der letzte Ausweg unter Umständen in der Geburt eines weiteren Kindes als Knochenmarksspender bestehen.

Wesentliche Voraussetzung dafür, dass ein Mensch als Spender (für Organe oder für Knochenmark) infrage kommt, ist eine hohe Ähnlichkeit im sogenannten HLA-Typ, der wesentlich die Immunreaktionen im Körper bestimmt und bei einer Unverträglichkeit zwischen Spender und Empfänger z.B. zu Abstoßungsreaktionen führen kann. Die Wahrscheinlichkeit für eine ausreichende Übereinstimmung der HLA-Typen ist unter Geschwistern am größten, jedoch kommen nicht alle Geschwister als Spender infrage. Durch eine PID können die entsprechenden passenden Embryonen ausgesucht werden. Besteht zudem ein Wiederholungsrisiko für die Grunderkrankung des Geschwisterkindes (insbesondere bei Vorliegen einer monogen erblichen Erkrankung), wird zusätzlich eine Untersuchung auf diese Erkrankung durchgeführt. Eine HLA-Typisierung ist unter anderem in Belgien, Großbritannien und Frankreich sowie in den USA und Kanada gesetzlich erlaubt. Aufgrund der sehr aufwändigen Diagnostik wurde dieses Verfahren bislang nur in Einzelfällen in diesen Ländern durchgeführt.

2.4.5 Multifaktorielle Erkrankungen

Bei einer PID auf eine multifaktorielle Erkrankung müssten verschiedene beteiligte genetische Veränderungen gleichzeitig untersucht werden. Um einen Embryo zu finden, der keinen der genetischen Risikofaktoren trägt, wäre eine große Zahl von Embryonen für die Untersuchung notwendig. Eine PID auf multifaktoriell vererbte Erkrankungen ist deshalb nicht praktikabel und wird auch nicht durchgeführt.

2.5 *Analysemöglichkeiten der gewonnenen Zellen*

Zur Analyse der gewonnenen Zellen existieren verschiedene Methoden, die im Folgenden näher erläutert werden.

2.5.1 Polymerase Kettenreaktion (PCR)

Die 1985 von Kary Mullis[32] entwickelte Methode der PCR (**P**olymerase **C**hain **R**eaction) ist eine In-vitro-Technik, mit der man definierte Ziel-DNA-Sequenzen eines bestimmten Ausgangsmaterials selektiv vervielfältigen kann. Die Ausgangs-DNA wird dabei in zyklisch ablaufenden Reaktionsschritten vermehrt. Dieser Prozess wird als Amplifikation bezeichnet.

In der PID wird die PCR hauptsächlich bei der Diagnostik monogen erblicher Erkrankungen und zur Geschlechtsbestimmung des Embryos eingesetzt, um die aus den Zellen einer Oozyte oder eines Embryos gewonnene DNA in ausreichender Menge zu vervielfältigen und damit weiterführende molekulargenetische Untersuchungen durchzuführen.[33] Das spezifische DNA-Fragment wird so innerhalb kurzer Zeit amplifiziert, sodass die weiterführenden Untersuchungen in wenigen Stunden abgeschlossen sind und der Embryotransfer meist an demselben Tag durch-

---

32 Mullis et al. 1986; Saiki et al. 1988.

33 Sermon 2002.

geführt werden kann. Da es sich bei der PCR um ein hoch sensitives Verfahren handelt, stellt die Kontamination der zu untersuchenden Zellen durch fremde DNA (zum Beispiel durch Verunreinigungen der Labormaterialien) ein Risiko dar. Dies hat zur Etablierung von streng kontrollierten Laborabläufen und Standards geführt.[34] Jede Person besitzt an einem Genort zwei Allele, die identisch (homozygot) oder verschieden (heterozygot) vorliegen können. Je ein Allel stammt von der Mutter und eines vom Vater. Neben der Kontaminationsgefahr bei einer Einzelzell-PCR sind methodenbedingte Probleme, wie die ausschließliche Amplifikation eines der zu untersuchenden Allele (Allele-drop-out, ADO), zu berücksichtigen. Unterschieden wird das ADO von einer präferentiellen Amplifikation eines Allels (preferential amplification, PA), bei der ein Allel in geringerer Anzahl amplifiziert wird als das andere.[35] Je nach Untersuchungsansatz kann zwischen ADO und PA jedoch häufig nicht unterschieden werden.[36] Ein Amplifikationsversagen tritt bei Einzelzell-PCRs in 10 bis 20% der Fälle auf[37] und kann unerkannt zu Fehldiagnosen und zum Transfer und zur Implantation eines betroffenen Embryos führen. Um dieses Risiko zu umgehen wurden mit technischen Neuerungen, wie der automatischen DNA-Sequenzierung, auch verschiedene Analyseverfahren der PCR-Fragmente eingeführt. Eine der ersten Neuerungen war die Fluoreszenz-PCR (F-PCR). Im Unterschied zur konventionellen PCR werden bei der F-PCR Fluoreszenz-Farbstoffe in der PCR eingesetzt, die sich bei der Vervielfältigungsreaktion in die DNA einbauen und anschließend maschinell sichtbar gemacht werden können. Gegenüber der konventionellen PCR hat die F-PCR eine ungefähr 1000-fach höhere Sensitivität[38] und ermöglicht so die Detektion von spezifisch amplifizierten DNA-Fragmenten, die weit unter der Nachweisgrenze mit der konventionellen PCR liegen. Durch diese quantitative Untersuchungsmethode kann das Amplifikationsverhältnis eines Allels im Verhältnis zum anderen Allel bestimmt werden und dadurch zuverlässig verhindern, dass ein ADO oder eine PA übersehen wird. Die F-PCR wurde in der PID an Einzelzellen erfolgreich angewendet.[39]

Heute finden Protokolle Anwendung, in denen zeitgleich nach der krankheitsverursachenden Mutation und nach hoch polymorphen Mar-

---

34 Rechitsky et al. 1999.

35 Findlay et al. 1995.

36 Findlay 2000.

37 Rechitsky et al. 1999.

38 Hattori / Yoshioka / Sakaki 1992.

39 Cuckle et al. 1996.

kern gesucht wird, die gemeinsam mit der Erkrankung vererbt werden.[40] Dies sind Stellen (Loci) auf der DNA, die in unterschiedlichen Versionen vorkommen (stille Mutationen). Diese Einzigartigkeit der Marker setzt jedoch voraus, dass für die meisten Krankheitsbilder für jedes Paar ein spezifisches PID-Protokoll erstellt werden muss, ehe die eigentliche PID durchgeführt werden kann.[41] Die Untersuchung der polymorphen Loci kann in einer Multiplex-PCR kombiniert werden, was bedeutet, dass mehrere Systeme gleichzeitig in einer einzigen Reaktion amplifiziert werden. Wird eine ausreichend große Anzahl an polymorphen Markern zusammen mit dem zu untersuchenden Gen amplifiziert, kann das Risiko einer Fehlbeurteilung wesentlich reduziert werden.

Um die Reliabilität der Untersuchungen, insbesondere in der PID autosomal-dominant erblicher Erkrankungen oder zur Selektion normaler bzw. heterozygoter Embryonen bei autosomal-rezessiv erblichen Erkrankungen, weiter zu verbessern, zielt die derzeitige Strategie nicht nur darauf ab, das Vorhandensein einer krankheitsverursachenden Mutation auszuschließen, sondern gleichzeitig das Vorhandensein des normalen (nicht betroffenen) Allels (der Allele) zu bestätigen. Auch hierzu werden polymorphe Marker in einer Multiplex-PCR eingesetzt, die als zusätzliche Kontrolle eine Unterscheidung des mütterlichen und des väterlichen Allels im Embryo ermöglichen.[42]

2.5.2 Fluoreszenz In Situ Hybridisierung (FISH)

Die molekular-zytogenetische Technik der ISH wurde 1969 von zwei Arbeitsgruppen[43] unabhängig voneinander beschrieben. Es handelt sich um eine Methode, bei der kurze und für eine bestimmte Fragestellung spezifische DNA-Sequenzen (DNA-Sonden) über eine radioaktive Markierung auf Chromosomenpräparaten, Geweben und Zellen nachgewiesen bzw. kartiert werden. Inzwischen können Chromosomen und Chromosomenbereiche bei einer FISH-Untersuchung auch durch mit Fluorochromen markierte DNA-Sonden identifiziert werden. Es entsteht ein sogenannter Hybrid aus der eingesetzten DNA-Sonde und der komplementären DNA-Sequenz der Chromosomen. Dies ist sowohl in der Metaphase als auch in der Interphase der Zellteilung (Mitose) möglich.

---

40 Kuliev / Verlinsky 2008.

41 Lewis et al. 2001.

42 Kuliev / Verlinsky 2008.

43 John / Birnstiel / Jones 1969; Pardue / Gall 1969.

Zu den klinisch relevanten Einsatzmöglichkeiten gehören die Analyse von balancierten und unbalancierten Chromosomenaberrationen und von kryptischen, d.h. nicht durch konventionelle Chromosomenanalyse erkennbaren Störungen (z.B. Williams-Beuren-Syndrom: 7q11.23, Prader Willi-Syndrom / Angelman-Syndrom: 15q11-q13 und DiGeorge Syndrom: 22q11.2).

Die FISH ist die in der PID am häufigsten verwendete Methode, um den chromosomalen Status von Einzelzellen zu bestimmen.[44] Abhängig von der Indikationsstellung werden unterschiedliche Typen von FISH-Sonden in unterschiedlicher Anzahl verwendet: zur Geschlechtsbestimmung werden prinzipiell nur zwei Sonden (je eine Sonde für das X- und das Y-Chromosom) benötigt, doch werden meist zusätzlich noch weitere Sonden für autosomale Chromosomen als Kontrolle für mögliche Aneuploidien ergänzt. Zum Aneuploidie-Screening werden oftmals kommerziell erhältliche Sonden-Sets verwendet, die Sonden für die am häufigsten von Aneuploidien betroffenen Chromosomen X, Y, 13, 18 und 21, eventuell zusätzlich 16, enthalten. Da die Anzahl an möglichen Fluoreszenzfarbstoffen begrenzt ist, können zeitgleich gewöhnlich nur noch zwei zusätzliche Sonden bei spezifischen Fragestellungen hybridisiert werden, die dann in rot oder grün markiert sind. In anwendenden Laboren mit hohen Fallzahlen liegt die Rate an Fehldiagnosen durch FISH bei ungefähr 10%.[45]

2.5.3 Chromosomale Komparative Genomische Hybridisierung (CGH)

Die Methode der Komparativen Genomischen Hybridisierung (comparative genomic hybridization, CGH) ermöglicht eine umfassende Analyse des gesamten Genoms auf komplette oder partielle Zugewinne oder Verluste einzelner Chromosomen (Aneuploidien) jedes Chromosoms.

Die zu testende, markierte DNA wird mit der gleichen Menge unterschiedlich markierter Referenz-DNA gemischt und auf normale Metaphasepräparate eines normalen Individuums hybridisiert. Die markierten Fragmente der Test- bzw. Referenz-DNA kompetitieren um die Hybridisierungsstellen entlang jedes Chromosoms. DNA-Segmente, die in der Test-DNA über- oder unterrepräsentiert sind, erscheinen bei der Analyse als stärkere bzw. schwächere Signale. Diese werden durch Vergleich mit den

[44] Sermon / Van Steirteghem / Liebaers 2004.

[45] Sermon / Van Steirteghem / Liebaers 2004; Wilton 2002.

Signalintensitäten der gleichzeitig hybridisierten Referenz-DNA bestimmt.[46]

Ein deutlicher Vorteil der CGH ist, dass eine vorhergehende Kultivierung der Zellen, die analysiert werden sollen, entfällt.

Die CGH ist auch anwendbar, wenn nur kleinste DNA-Mengen oder sogar eine einzelne Zelle als Ausgangsmaterial zur Verfügung stehen. Diese geringe Menge an DNA muss vor der CGH mittels PCR universell amplifiziert werden.

Zu den Nachteilen der CGH gehört, dass alle balancierten Strukturveränderungen (reziproke Translokationen, Inversionen), also Veränderungen ohne Verlust oder Zugewinn an genomischem Material, nicht erkannt werden. Auch bei dem Nachweis von Mosaiken hat diese Methode ihre Grenzen. Da das Auflösungsvermögen der chromosomalen CGH auf ca. 5 Megabasen begrenzt ist, können kleinere Deletionen und Duplikationen nicht erkannt werden.

Außerdem ist eine Detektion von Polyploidien (mehrfaches, d.h. mindestens dreifaches Vorliegen einzelner Chromosomen) nicht möglich.

Um die Methode z.B. auch bei pränatalen Fragestellungen nutzen zu können, wurde für die Methode der CGH ein Schnell-Protokoll entwickelt, welches die Durchführung in ca. 18 Stunden ermöglicht.[47]

2.6 *Prognosesicherheiten der PID*

Hinsichtlich der diagnostischen Verlässlichkeit der PID existiert derzeit nur wenig Literatur. Insbesondere durch den Zusammenschluss von insgesamt 36 Zentren aus Europa, den Vereinigten Staaten von Amerika und Australien zu der European Society of Human Reproduction and Embryology (ESHRE) im Jahr 1997[48] ist an großen Fallzahlen immer wieder über Fehldiagnosen durch PID berichtet worden. In den Anfängen der PID wurden lediglich Einzelfälle bekannt, in denen es zu einer Fehlinterpretation der PID-Befunde und zu betroffenen Kindern gekommen war. Aktuellere Veröffentlichungen mit großen Fallzahlen gehen von einem Risiko für Fehldiagnosen zwischen weniger als 1% bei der Geschlechtsbestimmung von Embryonen und 7% bei einigen monogen erblichen Erkrankungen aus.[49]

---

[46] Du Manoir et al. 1993; Kallioniemi et al. 1996.
[47] Landwehr et al. 2008.
[48] Geraedts et al. 1999.
[49] Sermon / Van Steirteghem / Liebaers 2004.

Die wesentlichen Gründe für Fehldiagnosen bei der PID sind mangelnde Erfahrung der Untersucher, technische Limitierung von Untersuchungsmethoden (z.B. fehlende Anwendung zusätzlicher Marker und ADO) und Kontaminationen der untersuchten DNA durch Fremd-DNA.[50] Aus diesem Grund gibt es Empfehlungen, das Ergebnis der PID in der fortgeschrittenen Schwangerschaft durch eine vorgeburtliche (pränatale) Diagnostik zu überprüfen.[51]

Neben dem Risiko für Fehldiagnosen durch PID ist das Risiko für angeborene Fehlbildungen bei Feten nach PID für die betroffenen Paare von besonderem Interesse. Einigen Studien großer PID-Zentren in der ganzen Welt zufolge handelt es sich bei der PID um ein sicheres Verfahren. Das Risiko für angeborene Fehlbildungen mit Beeinträchtigung der Lebensfähigkeit und / oder Behandlungsbedürftigkeit nach PID liegt bei ungefähr 2%, das Risiko für angeborene Fehlbildungen ohne Beeinträchtigung der Lebensfähigkeit und / oder Behandlungsbedürftigkeit nach PID wird mit ungefähr 4% angegeben.[52] Nach den gegenwärtigen Daten entspricht dies in etwa der Häufigkeit in der Allgemeinbevölkerung.

Im Hinblick auf mögliche Entwicklungsstörungen durch PID existieren derzeitig ebenfalls nur wenige Literaturangaben. Erste Untersuchungen an zweijährigen Kindern aus Einzelschwangerschaften nach PID zeigen gegenüber vergleichbaren Kindern aus Schwangerschaften nach ICSI oder spontanen Schwangerschaften keinen Unterschied in der kognitiven, psychomotorischen und sprachlichen Entwicklung sowie des Verhaltens.[53]

2.7. *Erfolgsaussichten der PID*

Den publizierten Daten der ESHRE zufolge[54] liegt die Implantationsrate von Embryonen nach PID, errechnet aus dem Quotienten messbarer fetaler Herzaktionen pro 100 Embryonentransfers, bei durchschnittlich 17%, im Vergleich zur Implantationsrate nach ICSI ohne PID von ungefähr 11,5%.[55] Durch Aneuploidie-Screening konnte die Rate spontaner Aborte in einer Gruppe von Patienten ohne bekannte chromosomale Aberrationen bei einem Elternteil von 72% ohne PID auf 27% nach PID reduziert wer-

50 Keymolen et al. 2007.
51 Thornhill et al. 2005.
52 Strom et al. 2000.
53 Nekkebroeck et al. 2008a; Nekkebroeck et al. 2008b.
54 Harper et al. 2008.
55 Staessen et al. 2004.

den.[56] Bei Trägern einer balancierten Translokation wurde die Rate spontaner Aborte von 88 % auf 18 % durch PID mit Aneuploidie-Screening reduziert.[57] Kombiniert man die Daten verschiedener Studien miteinander, liegt die Schwangerschaftsrate nach PID bei ungefähr 29 %.[58] Die Rate an lebend geborenen Kindern (Baby-take-home-Rate) pro Zyklus zur Eizellentnahme liegt bei etwa 20 %. In nahezu 36 % der Fälle trat nach PID eine Mehrlingsschwangerschaft ein.

3. Derzeitiger Stand der PID in Europa und Alternativen zur PID

Die aktuelle Datenlage lässt vermuten, dass bis Ende des Jahres 2005 weltweit mehr als 20.000 Untersuchungen durch PID durchgeführt worden sind, davon alleine rund 12.000 Anwendungen in Europa. Die genaue Anzahl der lebend geborenen Kinder nach PID liegt schätzungsweise zwischen 2.000 und 5.000 Kindern, eventuell sogar höher.[59]

Nur ungefähr ein Drittel aller Patienten, die sich hinsichtlich der Möglichkeiten einer PID in einem Zentrum vorgestellt und informiert haben, führt letztendlich eine Behandlung durch.[60] Erste Veröffentlichungen zu diesem Thema lassen erkennen, dass die Komplexität des Themas und die mit einer PID verbundenen Risiken für das Paar selbst und die Embryonen viele Paare vor der Durchführung einer PID zurückschrecken lassen.[61]

Paare, für deren Kinder ein erhöhtes Risiko für erbliche Erkrankungen besteht und denen keine Möglichkeit der PID offen steht, entscheiden sich sehr unterschiedlich, wie sie mit ihrem weiteren Kinderwunsch verfahren möchten. Viele Paare entscheiden sich aufgrund des genetischen Risikos dagegen, eigene Kinder zu bekommen und nehmen gegebenenfalls die Möglichkeit einer Adoption in Anspruch. Einige Paare nehmen auch das Risiko in Kauf, ein Kind mit der genetischen Erkrankung zu bekommen. Häufiger lassen die Paare allerdings eine pränatale Diagnostik (Chorionzottenbiopsie oder Amniozentese) durchführen, um sich für den Fall, dass das werdende Kind betroffen ist, die Möglichkeit eines Schwangerschaftsabbruches offen zu halten. Bei autosomal vererbten Erkrankungen besteht gegebenenfalls auch die Option, durch eine Spende von Samen- oder Ei-

[56] Gianaroli et al. 2005; Verlinsky et al. 2001.
[57] Verlinsky et al. 2001.
[58] Sermon / Steirteghem / Liebaers 2004.
[59] Persönliche Kommunikation mit Prof. Liebaers, Vrije Universiteit Brussel.
[60] Lashwood 2005.
[61] Sermon et al. 2005.

zellen das genetische Risiko zu umgehen. Die Spende von Eizellen ist in Deutschland jedoch gesetzlich verboten.

4. Ausblick

Es ist damit zu rechnen, dass die Zahl der Pränataldiagnostiken in Deutschland in den nächsten Jahren zunehmend steigen wird. Aufgrund des wissenschaftlichen Fortschritts wird auch das Spektrum der Indikationen für diese Untersuchungen erweitert werden. In gleichem Maße wird wahrscheinlich auch die Nachfrage nach PID ansteigen. In Deutschland ist die PID mit Ausnahme der Polkörperdiagnostik derzeit gesetzlich verboten. Um dennoch eine PID durchführen lassen zu können, wenden sich viele deutsche Paare inzwischen an ausländische Zentren, zum Beispiel in Belgien, den Niederlanden, Großbritannien und Tschechien. Inwieweit die deutsche Gesetzgebung diesem »PID-Tourismus« in Zukunft begegnen wird, bleibt abzuwarten.

Literaturverzeichnis

Blake, D. A. / Farquhar, C. M. / Johnson, N. / Proctor, M. (2007): Cleavage stage versus blastocyst stage embryo transfer in assisted conception. In: Cochrane Database Systematic Reviews (4).

Bundesverband Reproduktionsmedizinischer Zentren Deutschlands e.V. (2008): Embryonenschutzgesetz. URL http://www.repromed.de/ [12. November 2008].

Cohen, J. / Grifo, J. A. (2007): Multicentre trial of preimplantation genetic screening reported in the New England Journal of Medicine: an in-depth look at the findings. In: Reproductive Biomedicine Online 15(4), 365–366.

Cuckle, H. / Quirke, P. / Sehmi, I. / Lewis, F. (1996): Antenatal screening for cystic fibrosis. In: British Journal of Obstetrics and Gynaecology 103(8), 795–799.

De Sutter, P. / Van Der Elst, J. / Coetsier, T. / Dhont, M. (2003): Single embryo transfer and multiple pregnancy rate reduction in IVF / ICSI: a 5-year appraisal. In: Reproductive Biomedicine Online 6(4), 464–469.

Du Manoir, S. / Speicher, M. R. / Joos, S. / Schrock, E. (1993): Detection of complete and partial chromosome gains and losses by comparative genomic in situ hybridization. In: Human Genetics 90(6), 590–610.

Eckel, H. / Wieacker, P. (2004): Häufigkeit von Aneuploidien in Gameten und Embryonen beim Menschen. In: Medizinische Genetik 16(4), 398–403.

Findlay, I. / Ray, P. / Quirke, P. / Rutherford, A. (1995): Allelic drop-out and preferential amplification in single cells and human blastomeres: implications for preimplantation diagnosis of sex and cystic fibrosis. In: Human Reproduction 10(6), 1609–1618.

Findlay, I. (2000): Pre-implantation genetic diagnosis. In: British Medical Bulletin 56(3), 672–690.

Geraedts, J. / Handyside, A. / Harper, J. / Liebaers, I. (1999): ESHRE Preimplantation Genetic Diagnosis (PGD) Consortium: Preliminary assessment of data from January 1997 to September 1998. ESHRE PGD Consortium Steering Committee. In: Human Reproduction 14(12), 3138–3148.

Gianaroli, L. / Magli, M. C. / Ferraretti, A. P. / Tabanelli, C. (2005): The beneficial effects of preimplantation genetic diagnosis for aneuploidy support extensive clinical application. In: Reproductive Biomedicine Online 10(5), 633–640.

Goerke, K. / Steller, J. / Valet, A. (2003): Klinikleitfaden Gynäkologie, Geburtshilfe. Untersuchung. Diagnostik. Therapie. Notfall. München: Urban & Fischer.

Goossens, V. / Harton, G. / Moutou, C. / Scriven, P. N. (2008): ESHRE PGD consortium data collection VIII: cycles from January to December 2005 with pregnancy follow-up to October 2006. In: Human Reproduction 23(12), 2629–2645.

Handyside, A. H. / Kontogianni, E. H. / Hardy, K. / Winston, R. M. (1990): Pregnancies from biopsied human preimplantation embryos sexed by Y-specific DNA amplification. In: Nature 344(6268), 768–770.

Handyside, A. H. / Lesko, J. G. / Tarin, J. J. / Winston, R. M. (1992): Birth of a normal girl after in vitro fertilization and preimplantation diagnostic testing for cystic fibrosis. In: New England Journal of Medicine 327(13), 905–909.

Hardy, K. / Martin, K. L. / Leese, H. J. / Winston, R. M. (1990): Human preimplantation development in vitro is not adversely affected by biopsy at the 8-cell stage. In: Human Reproduction 5(6), 708–714.

Harper, J. C. / De Die-Smulders, C. / Goossens, V. / Harton, G. (2008): ESHRE PGD consortium data collection VII: cycles from January to December 2004 with pregnancy follow-up to October 2005. In: Human Reproduction 23(4), 741–755.

Hattori, M. / Yoshioka, K. / Sakaki, Y. (1992): High-sensitive fluorescent DNA sequencing and its application for detection and mass-screening of point mutations. In: Electrophoresis 13(8), 560–565.

John, H. A. / Birnstiel, M. L. / Jones, K. W. (1969): RNA-DNA hybrids at the cytological level. In: Nature 223(5206), 582–587.

Kallioniemi, A. / Visakorpi, T. / Karhu, R. / Pinkel, D. (1996): Gene copy number analysis by fluorescence in situ hybridization and comparative genomic hybridization. In: Methods 9(1), 113–121.

Keymolen, K. / Goossens, V. / De Rycke, M. / Sermon, K. (2007): Clinical outcome of preimplantation genetic diagnosis for cystic fibrosis: the Brussels' experience. In: European Journal of Human Genetics 15(7), 752–758.

Kuliev, A. / Verlinsky, Y. (2008): Preimplantation genetic diagnosis: technological advances to improve accuracy and range of applications. In: Reproductive Biomedicine Online 16(4), 532–538.

Landwehr, C. / Montag, M. / Van Der Ven, K. / Weber, R. G. (2007): Rapid comparative genomic hybridization protocol for prenatal diagnosis and its application to aneuploidy screening of human polar bodies. In: Fertility and Sterility 90(3), 488–496.

Lashwood, A. (2005): Preimplantation genetic diagnosis to prevent disorders in children. In: British Journal of Nursing 14(2), 64–70.

Lewis, C. M. / Pinel, T. / Whittaker, J. C. / Handyside, A. H. (2001): Controlling misdiagnosis errors in preimplantation genetic diagnosis: a comprehensive model encompassing extrinsic and intrinsic sources of error. In: Human Reproduction 16(1), 43–50.

Liu, J. / Lissens, W. / Van Broeckhoven, C. / Lofgren, A. (1995): Normal pregnancy after preimplantation DNA diagnosis of a dystrophin gene deletion. In: Prenatal Diagnosis 15(4), 351–358.

Mastenbroek, S. / Twisk, M. / van Echten-Arends, J. / Sikkema-Raddatz, B. (2007): In vitro fertilization with preimplantation genetic screening. In: New England Journal of Medicine 357(1), 9–17.

Mocanu, E. V. / Cottell, E. / Waite, K. / Hennelly, B. (2008): Frozen-thawed transfer cycles: are they comparable with fresh? In: Irish Medical Journal 101(6), 181–184.

Mullis, K. / Faloona, F. / Scharf, S. / Saiki, R. (1986): Specific enzymatic amplification of DNA in vitro: the polymerase chain reaction. In: Cold Spring Harbor Symposia on Quantitative Biology 51(1), 263–273.

Nekkebroeck, J. / Bonduelle, M. / Desmyttere, S. / Van Den Broeck, W. (2008a): Mental and psychomotor development of 2-year-old children born after preimplantation genetic diagnosis / screening. In: Human Reproduction 23(7), 1560–1566.

Nekkebroeck, J. / Bonduelle, M. / Desmyttere, S. / Van Den Broeck, W. (2008b): Socio-emotional and language development of 2-year-old children born after PGD / PGS, and parental well-being. In: Human Reproduction 23(8), 1849–1857.

Pardue, M. L. / Gall, J. G. (1969): Molecular hybridization of radioactive DNA to the DNA of cytological preparations. In: Proceedings of the National Academy of Sciences USA 64(2), 600–604.

Queißer-Luft, A. / Spranger, J. (2006): Fehlbildungen bei Neugeborenen. In: Deutsches Ärzteblatt 103(38), A 2464–2471.

Rechitsky, S. / Strom, C. / Verlinsky, O. / Amet, T. (1999): Accuracy of preimplantation diagnosis of single-gene disorders by polar body analysis of oocytes. In: Journal of Assisted Reproduction and Genetics 16(4), 192–198.

Saiki, R. K. / Gelfand, D. H. / Stoffel, S. / Scharf, S. J. (1988): Primer-directed enzymatic amplification of DNA with a thermostable DNA polymerase. In: Science 239(4839), 487–491.

Sermon, K. (2002): Current concepts in preimplantation genetic diagnosis (PGD): a molecular biologist's view. In: Human Reproduction Update 8(1), 11–20.

Sermon, K. / Van Steirteghem, A. / Liebaers, I. (2004): Preimplantation genetic diagnosis. In: The Lancet 363(9421), 1633–1641.

Sermon, K. / Moutou, C. / Harper, J. / Geraedts, J. (2005): ESHRE PGD consortium data collection IV: May-December 2001. In: Human Reproduction 20(1), 19–34.

Sermon, K. (2006): Preimplantation genetic diagnosis. In: Verhandelingen – Koninklijke Academie Voor Geneeskunde Van Belgie 68(1), 5–32.

Staessen, C. / Platteau, P. / Van Assche, E. / Michiels, A. (2004): Comparison of blastocyst transfer with or without preimplantation genetic diagnosis for aneuploidy screening in couples with advanced maternal age: a prospective randomized controlled trial. In: Human Reproduction 19(12), 2849–2858.

Strom, C. M. / Levin, R. / Strom, S. / Masciangelo, C. (2000): Neonatal outcome of preimplantation genetic diagnosis by polar body removal: the first 109 infants. In: Pediatrics 106(4), 650–653.

Sutcliffe, A. G. / Ludwig, M. (2007): Outcome of assisted reproduction. In: Lancet 370, 351–359.
Tarin, J. J. / Conaghan, J. / Winston, R. M. / Handyside, A. H. (1992): Human embryo biopsy on the 2nd day after insemination for preimplantation diagnosis: removal of a quarter of embryo retards cleavage. In: Fertility and Sterility 58(5), 970–976.
Thornhill, A. R. / Dedie-Smulders, C. E. / Geraedts, J. P. / Harper, J. C. (2005): ESHRE PGD consortium ›best practice guidelines for clinical preimplantation genetic diagnosis (PGD) and preimplantation genetic screening (PGS)‹. In: Human Reproduction 20(1), 35–48.
Verlinsky, Y. / Rechitsky, S. / Schoolcraft, W. / Strom, C. (2001): Preimplantation diagnosis for fanconi anemia combined with HLA matching. In: Journal of the American Medical Association 285(24), 3130–3133.
Verlinsky, Y. / Tur-Kaspa, I. / Cieslak, J. / Bernal, A. (2005): Preimplantation testing for chromosomal disorders improves reproductive outcome of poor-prognosis patients. In: Reproductive Biomedicine Online 11(2), 219–225.
Wilton, L. (2002): Preimplantation genetic diagnosis for aneuploidy screening in early human embryos: a review. In: Prenatal Diagnosis 22(6), 512–518.

II. Rechtliche Aspekte der Präimplantationsdiagnostik

Annette Middel

Im folgenden Teil wird die einfachgesetzliche Rechtslage hinsichtlich der Präimplantationsdiagnostik (PID) in Deutschland dargelegt, wie sie sich nach dem Embryonenschutzgesetz (ESchG) sowie dem Berufsrecht darstellt. Anschließend erfolgt ein kurzer Exkurs zu der Rechtslage in Belgien, wo mittlerweile viele deutsche Paare eine PID durchführen lassen. Danach wird auf die verfassungsrechtlichen Probleme näher eingegangen: Erörtert werden die Freiheitsgrundrechte von Eltern, Wissenschaftlern und Ärzten – Art. 2 Abs. 1 in Verbindung mit Art. 1 Abs. 1, Art. 2 Abs. 2 Satz 1, Art. 6 Abs. 1 und Abs. 2, Art. 5 Abs. 3, Art. 12 Abs. 1 Grundgesetz (GG) –, die durch ein *Verbot* der PID verletzt sein könnten, ebenso wie die Rechtsgüter, die bei *Durchführung* einer PID möglicherweise eingeschränkt werden; schwerpunktmäßig wird hierbei die Rechtsposition des Embryos, insbesondere im Hinblick auf Art. 2 Abs. 2 Satz 1, Art. 1 Abs. 1 und Art. 3 Abs. 3 Satz 2 GG diskutiert. Abschließend wird unter dem Aspekt von Art. 3 Abs. 1 GG das PID-Verbot den geltenden Regelungen zur Pränataldiagnostik (PND) mit anschließendem selektiven Schwangerschaftsabbruch im Rahmen der medizinisch-sozialen Indikation nach § 218a Abs. 2 Strafgesetzbuch (StGB) gegenübergestellt.

1. Einfachgesetzliche Rechtslage

1.1 *Präimplantationsdiagnostik und Embryonenschutzgesetz*

Die rechtliche Zulässigkeit der PID richtet sich in erster Linie nach dem am 01. Januar 1991 in Kraft getretenen Embryonenschutzgesetz (ESchG).[1] Darin wird die PID zwar nicht ausdrücklich verboten, es besteht aber Ei-

[1] Zur historischen Entwicklung des ESchG: Huwe 2006: 73ff.; der Gesetzesentwurf zum Gendiagnostikgesetz vom 03. November 2006 (Deutscher Bundestag 2006) erfasst die PID dagegen nicht; ebenso der Entwurf vom 29.08.2008 (Bundesrat 2008: 34).

nigkeit, dass das Verfahren von verschiedenen Vorschriften des Gesetzes erfasst wird. Die Reichweite der Regelungen und besonders die Frage, ob eine PID an *nicht mehr totipotenten Zellen* verboten ist, ist umstritten. De facto wird die PID wegen der bestehenden Unsicherheiten bisher in Deutschland nicht durchgeführt.

1.1.1 Verstoß gegen § 2 Abs. 1, § 8 Abs. 1 ESchG und § 6 Abs. 1, § 8 Abs. 1 ESchG durch Abspaltung und Verbrauch einer *totipotenten* Zelle

Einigkeit besteht dahingehend, dass die Abspaltung von dem »Rest«embryo und der Verbrauch einer *totipotenten* Zelle zu Diagnosezwecken hinsichtlich dieser entnommenen Zelle sowohl gegen die § 2 Abs. 1, § 8 Abs. 1 ESchG als auch die § 6 Abs. 1, § 8 Abs. 1 ESchG verstoßen. Denn gemäß § 2 Abs. 1, § 8 Abs. 1 ESchG ist es verboten, einen extrakorporal erzeugten Embryo zu einem nicht seiner Erhaltung dienenden Zweck zu verwenden. Bei der Diagnose wird die totipotente Zelle, die gemäß § 8 Abs. 1 ESchG bereits einen Embryo darstellt, vernichtet und somit nicht zu einem ihrer Erhaltung dienenden Zweck verwendet. Die Diagnose ist daher gemäß § 2 Abs. 1, § 8 Abs. 1 ESchG strafbar.[2]

Nach § 6 Abs. 1, § 8 Abs. 1 ESchG macht sich derjenige wegen Klonens strafbar, der künstlich bewirkt, dass ein menschlicher Embryo mit der gleichen Erbinformation wie ein anderer Embryo, ein Fötus, ein Mensch oder ein Verstorbener entsteht.

Durch das Abspalten der totipotenten Zelle entsteht ein menschlicher Embryo im Sinne des § 8 Abs. 1 ESchG, der die gleiche Erbinformation besitzt wie der »Rest«embryo, sodass das Klonierungsverbot des § 6 Abs. 1 ESchG auch den Fall erfasst, dass einem extrakorporal erzeugten Embryo eine totipotente Zelle entnommen wird.[3]

Wird bei der PID keine toti-, sondern »nur« eine *pluripotente Zelle* – diese ist mangels Fähigkeit zur Ganzheitsbildung *kein* Embryo im Sinne des § 8 Abs. 1 ESchG – untersucht und dabei vernichtet, scheidet ein Verstoß gegen das ESchG insoweit aus, als dass – bezogen auf die *entnommene(n) Zelle(n)* – die Diagnose keinen Verstoß gegen die § 2 Abs. 1, § 6 Abs. 1, § 8 Abs. 1 ESchG darstellt. Es fehlt bereits am Tatobjekt »Embryo«.[4]

---

[2] Schroth 2002a: 255; Hepp 2000: A-1215; Schneider 2000: 360 f.; Ratzel / Heinemann 1997: 541; Keller / Günther / Kaiser 1992: § 2, Rn. 19.

[3] Schroth 2002a: 255; Schneider 2000: 361; Bioethik-Kommission 1999: 42.

[4] Schneider 2000: 361; Giwer 2001: 36; vgl. Höfling 2001: 27.

1.1.2 Verstoß gegen § 1 Abs. 1 Nr. 2 ESchG durch den Befruchtungsvorgang

Umstritten ist dagegen, ob der Vorgang der künstlichen Befruchtung an sich – *unabhängig* davon, ob die Diagnose an toti- oder pluripotenten Zellen vorgenommen wird – gegen das ESchG verstößt.

Gemäß § 1 Abs. 1 Nr. 2 ESchG macht sich strafbar, wer es unternimmt, eine Eizelle zu einem anderen Zweck künstlich zu befruchten, als eine Schwangerschaft der Frau herbeizuführen, von der die Eizelle stammt.

Da mit Hilfe der PID grundsätzlich nur ein bestimmter, nämlich ein genetisch *unbelasteter* Embryo übertragen werden soll, macht sich die die künstliche Befruchtung vornehmende Person nach teilweise vertretener Auffassung gemäß § 1 Abs. 1 Nr. 2 ESchG strafbar.

Einige begründen diese Auffassung damit, dass der Behandlungsvorgang (In-vitro-Fertilisation (IVF) / PID / Transfer auf die Mutter) nicht als *einheitliches* Geschehen zu werten sei. Denn die Eizelle werde zunächst *ausschließlich* zum Zweck der präimplantorischen Qualitätskontrolle befruchtet. Die Herbeiführung einer Schwangerschaft mit dem durch IVF erzeugten Embryo sei zum Zeitpunkt der Befruchtung *nicht* beabsichtigt.[5] Es handele sich um »eine Zeugung unter Tötungsvorbehalt«.[6]

Dem wird entgegen gehalten, diese Auffassung nehme eine *künstliche Aufteilung eines einheitlichen Vorgangs* vor. Denn allen Beteiligten sei von Anfang an bewusst, dass die *gesamte* Behandlung auf die Herbeiführung einer Schwangerschaft ausgerichtet sei.[7]

Doch auch Autoren, die von einem *einheitlichen Vorgang* ausgehen, bejahen zum Teil einen Verstoß gegen § 1 Abs. 1 Nr. 2 ESchG. Dies deshalb, weil nach Sinn und Zweck des ESchG – u. a. Verhinderung des Einstiegs in die Eugenik durch künstliche Befruchtung[8] – der Fortpflanzungsmediziner zwar neben der Herbeiführung der Schwangerschaft im Sinne des § 1 Abs. 1 Nr. 2 ESchG auch *andere Zwecke* verfolgen dürfe; diese Zwecke müssten aber mit dem Sinn des ESchG – dem Schutz des künstlich erzeugten Embryos – übereinstimmen. Die Absicht, eine Selektionsmöglichkeit mit anschließendem Verwerfen eines geschädigten Embryos zu eröffnen, erfülle diesen Sinn nicht.[9]

---

[5] Laufs 2001: 205 f.; Beckmann 2001: 170.

[6] Laufs 1992: 79; vgl. Beckmann 2001: 170.

[7] Arndt 2004: 143; Böcher 2004: 78; Schroth 2002a: 256; Schneider 2002: 54; Neidert 2002: 35.

[8] Keller / Günther / Kaiser 1992: Rn. 4 vor § 1; Giwer 2001: 57.

[9] Ausführlich Middel 2006: 38 ff.; Böcher 2004: 81; Böckenförde-Wunderlich 2002: 129; Renzikowski 2001: 2756; Kollek 2000: 192 f., 202; Laufs 2000: 1766, Fn. 208; Enquêtekommission

Nach anderer Ansicht scheidet ein Verstoß gegen § 1 Abs. 1 Nr. 2 ESchG jedoch solange aus, wie überhaupt die Absicht besteht, eine Schwangerschaft herbeizuführen. Die *gleichzeitige* absichtliche Verfolgung anderer Zwecke, wie z. B. die Eröffnung einer Selektionsmöglichkeit, schließe die *ebenfalls* bestehende Absicht einer Schwangerschaftsherbeiführung nicht aus; solange sie aber bestehe, sei der subjektive Tatbestand zu verneinen.[10] Denn der Wortlaut des § 1 Abs. 1 Nr. 2 ESchG (»zu einem anderen Zweck«) werde überstrapaziert, wenn man ihn dahingehend auszulegen versuche, in der »Herbeiführung der Schwangerschaft« den *einzig* zulässigen Zweck zu sehen.[11] Da das ESchG ein Strafgesetz ist, stelle jede Überschreitung des Wortsinns eine unzulässige Analogie und daher einen Verstoß gegen den Grundsatz »keine Strafe ohne Gesetz« (Art. 103 Abs. 2 GG) dar.

Wieder andere lehnen einen Verstoß gegen § 1 Abs. 1 Nr. 2 ESchG mit der Begründung ab, dass die Verwerfung eines Embryos mit einem genetischen Defekt eine höchst unerwünschte Nebenfolge sei; die bloße *Inkaufnahme* des Untergangs gezeugter Embryonen könne daher nicht zur Verwirklichung des Tatbestandes führen, solange das Motiv des Handelnden die Herbeiführung *überhaupt* einer Schwangerschaft sei.[12] Denn dieser lediglich *bedingte Vorsatz* reiche zur Verwirklichung des Tatbestandes nicht aus; »zu einem anderen Zweck« meine dolus directus ersten Grades, d. h. *Absicht*.[13]

1.1.3 Verstoß gegen § 1 Abs. 1 Nr. 5 ESchG durch den Befruchtungsvorgang

Diskutiert wird ferner ein Verstoß gegen § 1 Abs. 1 Nr. 5 ESchG.[14] Nach diesem Paragraphen macht sich strafbar, wer es unternimmt, mehr Eizellen einer Frau zu befruchten, als ihr innerhalb eines Zyklus übertragen werden sollen.

Gemäß § 1 Abs. 1 Nr. 3 ESchG dürfen maximal *drei* Embryonen inner-

---

2002: 115 (Mehrheitsvotum); anderer Ansicht: ausführlich Reiß 2006: 32 ff.; Gropp 2005: 168 ff., 178, 340 f.; Griesinger et al. 2003: 340; Schneider 2002: 52 ff.; Giwer 2001: 38; Bioethik-Kommission 1999: 57.

[10] Erlinger 2007: 71 ff.; DGMR 2005: 117; Schneider 2002: 55 f.; 2000: 362; vgl. Schroth 2002a: 258; anderer Ansicht: Renzikowski 2001: 2756, solange die beabsichtigten Ziele – Implantation und Verwerfen – inkontingent, das heißt nicht miteinander vereinbar sind.

[11] Schneider 2002: 56; 2000: 362; ebenso Arndt 2004: 143.

[12] Ratzel / Heinemann 1997: 542; Bioethik-Kommission 1999: 57.

[13] Giwer 2001: 37; Ratzel / Heinemann 1997: 542.

[14] Bejahend: Kollek 2000: 198 f.; Böckenförde-Wunderlich 2002: 130 ff.

halb eines Zyklus auf eine Frau übertragen werden. Ab wann der Täter mit der Absicht einer *Mehrbefruchtung* handelt, lässt sich abstrakt nur schwer bestimmen. Denn längst nicht alle Befruchtungsversuche führen zu transferierbaren Embryonen.[15]

Unproblematisch wäre es im Hinblick auf § 1 Abs. 1 Nr. 5 ESchG, die für die PID erforderliche Anzahl befruchteter Eizellen im *Vorkernstadium*, d. h. nach Eindringen der Samenzelle, aber vor der Kernverschmelzung, also noch *vor* ihrer Befruchtung zu kryokonservieren.[16] Es hängt daher im Wesentlichen von den medizinisch-technischen Möglichkeiten und Verfahren ab, ob die PID gegen § 1 Abs. 1 Nr. 5 ESchG verstößt oder nicht.[17]

1.1.4 Verstoß gegen § 2 Abs. 1 ESchG durch das Verhalten gegenüber dem »Rest«embryo

Weiterhin wird ein Verstoß gegen § 2 Abs. 1 ESchG diskutiert.[18] Gemäß § 2 Abs. 1 ESchG macht sich u. a. strafbar, wer einen extrakorporal erzeugten menschlichen Embryo veräußert oder zu einem nicht seiner Erhaltung dienenden Zweck abgibt, erwirbt oder verwendet.

Nach teilweise vertretener Ansicht stellen die Entnahme und Untersuchung sowohl pluri- als auch totipotenter Zellen zum Zwecke der PID bezüglich des »Rest«embryos eine missbräuchliche Verwendung dar.[19] Denn die PID dient gerade dazu, genetisch auffällige Embryonen auszusortieren und zu verwerfen.

Gleiches gelte für das Wegschütten oder anderweitige (aktive) Abtöten auffälliger Embryonen.[20]

Teile der Literatur bejahen zudem eine missbräuchliche Verwendung durch *Unterlassen*, wenn der »Rest«embryo – in Übereinstimmung mit der

---

15 Sehr instruktiv zu § 1 Abs. 1 Nr. 5: Frommel 2007: 27 ff.; ebenso Neidert 2007: 279 ff.

16 Die Kryokonservierung erfolgt durch definiertes Abkühlen auf ca. -180°C innerhalb von zwei Stunden unter Zusatz von speziellen Gefrier- und Nährlösungen (Kryoprotektiva). Danach werden die Zellen oder Gewebe bei -196°C in speziellen, mit Stickstoff gefüllten Tanks gelagert; Enquêtekommission 2002: 33.

17 Schneider 2002: 56 f.; Giwer 2001: 39; Middel 2006: 46.

18 Siehe umfassend Gropp 2005: 180 ff., 204, 341.

19 Ausführlich Reiß 2006: 39 ff.; Böckenförde-Wunderlich 2002: 133 ff.; Keller / Günther / Kaiser 1992: § 2, Rn. 30; Renzikowski 2001: 2757; Middel 2006: 47 f.; sehr ausführlich und differenzierend Böcher 2004: 88 ff., 94; anderer Ansicht: ausführlich Erlinger 2007: 74 ff.; Schneider 2002: 61; 2000: 364; Schreiber 2000: A-1136; vgl. Hepp 2000: A-1215 f.

20 Böcher 2004: 96 ff.; Böckenförde-Wunderlich 2002: 137; Keller / Günther / Kaiser 1992: § 2, Rn. 30, 47; Laufs 2001: 206; anderer Ansicht: Middel 2006: 48; Giwer 2001: 40; DGMR 2005: 117.

Mutter – nach erfolgter Biopsie und der Feststellung genetischer Defekte nicht transferiert und bis zum Absterben in der Petrischale liegengelassen wird.[21]

Demgegenüber lehnen andere Autoren die Verwirklichung durch Unterlassen ab:[22] sei es wegen Nichterfüllung der Entsprechungsklausel des § 13 StGB,[23] sei es, weil dem Arzt ein Transfer gegen den Willen der Frau unter Verletzung des entsprechenden Behandlungsvertrages und tatbestandlicher Erfüllung einer Körperverletzung nicht möglich, jedenfalls aber nicht zumutbar sei.[24]

1.1.5 Verstoß gegen § 2 Abs. 2 ESchG durch das Verhalten gegenüber dem »Rest«embryo

Bis zur Durchführung eines Embryotransfers werden sämtliche aus der Fertilisation hervorgegangene Embryonen in vitro kultiviert. Daher bejahen einige Autoren zudem einen Verstoß gegen § 2 Abs. 2 ESchG. Nach dieser Norm wird ebenso (d. h. wie nach § 2 Abs. 1 ESchG) bestraft, wer zu einem anderen Zweck als der Herbeiführung einer Schwangerschaft bewirkt, dass sich ein menschlicher Embryo extrakorporal weiterentwickelt. Da der Arzt *nicht nur* in der Absicht handelt, eine Schwangerschaft herbeizuführen, sondern *auch* in der Absicht, eine Selektionsmöglichkeit zu eröffnen und gegebenenfalls belastete Embryonen zu verwerfen, bewirke er zugleich, dass sich ein menschlicher Embryo zumindest *auch* zu einem anderen Zweck als der Herbeiführung einer Schwangerschaft extrakorporal weiterentwickele.[25]

1.1.6 Polkörperbiopsie

Die sogenannte Polkörperbiopsie – diese findet *vor* Verschmelzung des männlichen und weiblichen Vorkerns statt – verstößt dagegen nach ganz

[21] Kollek 2000: 199.

[22] Schneider 2002: 59 f.; 2000: 364; Erlinger 2007: 77 ff.; Böckenförde-Wunderlich 2002: 137 ff.; Schreiber 2000: A-1136.

[23] Böcher 2004: 112 f.; DGMR 2005: 117; Neidert 2002: 36; Giwer 2001: 40; Keller / Günther / Kaiser 1992: § 2, Rn. 34 sowie vor § 1 Abs. 2, Rn. 73.

[24] Middel 2006: 49; ausführlich zur Strafbarkeit durch Unterlassen Reiß 2006: 45 ff.

[25] Böcher 2004: 84 ff.; Middel 2006: 50; anderer Ansicht: Schneider 2002: 61 ff.; Schreiber 2000: A-1136; Ratzel / Lippert 2006: Rn. 12, D IV Nr. 14; Ratzel / Heinemann 1997: 542; Böckenförde-Wunderlich 2002: 139 f. lässt es *dahinstehen*, da ohnehin § 2 Abs. 1 ESchG erfüllt sei.

überwiegender Auffassung nicht gegen das ESchG.[26] Der größte Nachteil gegenüber einer PID liegt darin, dass nur der *mütterliche* Chromosomensatz untersucht werden kann.

1.1.7 Strafbarkeit gemäß § 9 Abs. 2 StGB

Strafbar ist gemäß § 9 Abs. 2 StGB die Teilnahme an Auslandsstraftaten, sofern der Teilnehmer innerhalb Deutschlands gehandelt hat. Das bedeutet: Wird zu einer PID von Deutschland aus angestiftet oder Beihilfe geleistet, so tritt eine Strafbarkeit nach den oben bejahten Normen selbst dann ein, wenn die PID im Ausland durchgeführt wird und dort *nicht* mit Strafe bedroht ist.[27]

1.2 *Präimplantationsdiagnostik und Berufsrecht*

Das ärztliche Berufsrecht[28] besteht aus Berufsordnungen und Richtlinien. Es ist – beruhend auf den Kammergesetzen der Länder – autonomes Satzungsrecht der Landesärztekammern (LÄK). Die Berufsordnungen und Richtlinien sind durch Musterregelungen der Bundesärztekammer (BÄK) vorgeprägt. Für die PID sind folgende Bestimmungen relevant: Die Musterberufsordnung (MBO), insbesondere Abschnitt D IV Nr. 14 Satz 2, D IV Nr. 15 Abs. 1 sowie die (Muster-) Richtlinie zur Durchführung der assistierten Reproduktion.[29] Nach Abschnitt D IV Nr. 14 Satz 2 MBO sind diagnostische Maßnahmen an Embryonen vor dem Transfer in die weiblichen Organe verboten, es sei denn, es handelt sich um Maßnahmen zum Ausschluss schwerwiegender geschlechtsgebundener Erkrankungen im Sinne des § 3 ESchG. Zu berücksichtigen ist ferner Abschnitt D IV Nr. 15 Abs. 1 MBO: Danach stellen die künstliche Befruchtung außerhalb des Mutterleibes und der anschließende Embryotransfer Maßnahmen zur Behandlung der *Sterilität* dar. In den hier relevanten Fällen wird die extrakorporale Befruchtung aber häufig nicht durchgeführt, um sterilitätsbedingte Probleme zu lösen, sondern um den Embryo auf genetisch bedingte Fehler

---

[26] Middel 2006: 50; siehe auch (Muster-)Richtlinie zur Durchführung der assistierten Reproduktion, BÄK 2006: A-1392 ff.; Schneider 2002: 65; Kollek 2000: 73, 202 f.; Giwer 2001: 41; anderer Ansicht: Faßbender 2001: 2747 f.

[27] Umfassend zur Strafbarkeit von Handlungen mit Auslandsbezug Huwe 2006: 149 ff., 203 ff., 362 ff.

[28] Vgl. die knappe Zusammenfassung des ärztlichen Berufsrechts in Schneider 2002: 67 ff.

[29] Abgedruckt in BÄK 2006: A-1392 ff.

zu untersuchen. Maßnahmen zur Behandlung der Sterilität sind nur unter den engen Voraussetzungen der Ziffern 2 bis 5 der (Muster-) Richtlinie zur Durchführung der assistierten Reproduktion zulässig. Ferner wird unter Punkt 1.7 darauf hingewiesen, dass die PID nicht Regelungsgegenstand der (Muster-) Richtlinie ist, da sie in Deutschland nicht durchgeführt wird. Eine künstliche Befruchtung *zum Zwecke* der PID ist folglich nach den geltenden standesrechtlichen Regelungen ausgeschlossen.[30] Hält man die PID an *nicht mehr totipotenten* Zellen *ohne* Verstoß gegen das ESchG für möglich, ist sie daher nach ärztlichem Berufsrecht nur in ganz eng begrenzten Fällen zulässig: nämlich wenn Unfruchtbarkeit *und* die sonstigen Voraussetzungen der PID (geschlechtsgebundene Krankheiten, D IV Nr. 14 Satz 2 MBO) zusammenfallen, wobei es allerdings immer erforderlich ist, dass die Maßnahmen an nicht mehr totipotenten Zellen vorgenommen werden, da ansonsten auch nach dem Verständnis der BÄK ein Verstoß gegen das ESchG vorliegen würde.[31] Folgt man allerdings den Ansichten, wonach die PID auch an *nicht mehr totipotenten* Zellen mit dem ESchG unvereinbar ist, verstößt D IV Nr. 14 Satz 2 MBO gegen das ESchG, soweit die Norm eine PID erlaubt.

Festzuhalten bleibt jedenfalls, dass die PID zurzeit in Deutschland wegen der unsicheren Rechtslage nicht praktiziert wird.[32]

1.3 *Exkurs: Einfachgesetzliche Rechtslage in Belgien*[33]

Anders als in Deutschland ist die PID in Belgien erlaubt und wird dementsprechend praktiziert. Dies hat zur Folge, dass auch viele deutsche Paare jedes Jahr nach Belgien fahren, um sich einer künstlichen Befruchtung – mit oder ohne PID – zu unterziehen.[34] Die PID ist zwar nicht explizit gesetzlich geregelt, wird aber gleichwohl unter dem Begriff der »Behand-

[30] Neidert 2002: 34; Laufs 2000: 1766; vgl. umfassend Böckenförde-Wunderlich 2002: 101 ff.; weitergehend wohl Latsiou 2008: 127 ff.

[31] BÄK 2000: 25 f.; siehe auch Ratzel / Lippert 2006: Rn. 15, D IV Nr. 14.

[32] So explizit die Präambel und Punkt 1.7 der (Muster-)Richtlinie. Die BÄK hat daher bereits im Februar 2000 einen »Diskussionsentwurf zu einer Richtlinie zur PID« vorgelegt (abgedruckt: BÄK 2000: 25 ff.). Unter eng gefassten Voraussetzungen hält sie die PID für zulässig, wenn sie an nicht mehr totipotenten Zellen vorgenommen wird. Da sie eine assistierte Reproduktion erfordert, wird die PID ausdrücklich als zusätzliche Indikation für eine assistierte Reproduktion angesehen (Ziffer 2 am Ende).

[33] Zwischen Belgien und Deutschland besteht mittlerweile eine Art »Fortpflanzungstourismus«. Vor diesem Hintergrund ist die Rechtslage in Belgien besonders interessant.

[34] Ausführlich Nys / Hansen 2007: 33 f.

lung« implizit von dem »Gesetz über die Forschung an Embryonen in vitro« vom 11. Mai 2003[35] erfasst. Bei Vorliegen einer medizinischen Indikation wird die PID nach eingehender Beratung in lizenzierten Zentren durchgeführt. Allerdings ist es verboten, Behandlungen im Hinblick auf die Geschlechtswahl durchzuführen, mit Ausnahme der Wahl zur Vermeidung geschlechtsgebundener Krankheiten (Art. 5 Nr. 5). Eine geschlechtsspezifische Auswahl von Embryonen im Rahmen des sogenannten »social sexing« ist damit verboten. Verboten sind ferner Behandlungen zu eugenischen Zwecken, d.h. im Hinblick auf die Selektion oder die Verstärkung *nicht pathologischer* genetischer Merkmale der menschlichen Spezies – so explizit Art. 5 Nr. 4 GG. Weitere Einschränkungen bestehen nicht. Somit ist die PID auch erlaubt, um ein Kind zu bekommen, das immunologisch betrachtet am besten geeignet ist, als Blut-, Knochenmark- oder Stammzellspender für ein bereits geborenes, ohne entsprechende Behandlung dem Tod geweihtes Geschwisterkind zu fungieren (sogenanntes HLA-Typing).[36] Eine zahlenmäßige Begrenzung der Anzahl zu befruchtender Eizellen gibt es ebenfalls nicht.

2. Verfassungsrechtliche Probleme der Präimplantationsdiagnostik

2.1 *Das Verbot der Präimplantationsdiagnostik als Eingriff in verschiedene Freiheitsgrundrechte von künftigen Eltern, Wissenschaftlern und Ärzten*

2.1.1 Das allgemeine Persönlichkeitsrecht (Art. 2 Abs. 1 in Verbindung mit Art. 1 Abs. 1 GG)

Teilweise wird die Auffassung vertreten, die Durchführung einer PID falle in den Schutzbereich des allgemeinen Persönlichkeitsrechts der künftigen Eltern aus Art. 2 Abs. 1 in Verbindung mit Art. 1 Abs. 1 GG.[37]

---

[35] Zur Entwicklung und den einzelnen Gesetzesvorlagen siehe Taupitz 2003: 23 ff.; ausführlich zur Situation in Belgien und anderen europäischen Staaten European Commission 2007; ausführlich zur Diskussion in Belgien auch Grüber 2003; siehe auch Latsiou 2008: 74 ff.; Heyer / Dederer 2007: 12 ff.

[36] Siehe auch unten Abschnitt 2.2.3.5.

[37] Middel 2006: 57 ff.; Kloepfer 2002: 424; Hufen 2001: 443; Djie 2001: 60; anderer Ansicht: ausdrücklich Spranger 2001: 267; grundsätzlich ablehnend auch Böckenförde-Wunderlich 2002: 214 f., die allerdings Ausnahmen zulassen will.

Die Geburt eines Kindes bedeutet nämlich stets eine tiefgreifende Umgestaltung der persönlichen Lebensverhältnisse der künftigen Eltern. Noch weitaus einschneidender sei die Geburt eines *behinderten* Kindes. Denn die Beeinträchtigungen der persönlichen Lebensplanung, der Möglichkeiten selbstbestimmter Existenz, und der Realisierung beruflicher Ziele seien erheblich größer als bei der Geburt eines gesunden Kindes. Die Entscheidung, ob und in welchem Maße man derartige, über das »normale« Maß hinausgehende Beeinträchtigungen auf sich nehmen möchte, betreffe die *Grundbedingungen einer selbstbestimmten Existenz* und weise eine Nähe zum *Kern* des allgemeinen Persönlichkeitsrechts auf;[38] eine solche Entscheidung setze zuverlässige Informationen voraus. Zu diesen gehöre die genetische Struktur des Embryos, die sich mithilfe einer PID ermitteln lasse. Als *»Vorbedingung«* für eine eigenverantwortliche Entscheidung unterfalle die PID daher dem Schutzbereich des allgemeinen Persönlichkeitsrechts.

Andere Autoren betonen dagegen weniger den Aspekt der engeren persönlichen Lebenssphäre und ihrer Grundbedingungen als vielmehr den Aspekt des *Rechts auf informationelle Selbstbestimmung*. Der Grundsatz der informationellen Selbstbestimmung wirkt als Abwehrrecht sowie als Zugangsrecht zu eigenen Daten.[39] Zu diesen Daten gehöre auch die genetische Struktur des zu implantierenden Embryos.[40] Denn sie habe einen unmittelbaren Bezug zur genetischen Disposition und damit zum Kern der *eigenen* Identität der künftigen Eltern; die Kenntnis über die genetischen Eigenschaften des Embryos sei daher zumindest partiell auch Kenntnis über die *eigene* genetische Identität und damit das Persönlichste, über das der Mensch verfügen könne.

Dem wird zum einen entgegengehalten, dass es den künftigen Eltern bei der PID nicht um die Kenntnis *ihrer* genetischen Identität gehe, zum anderen, dass vom Moment der Verschmelzung von Ei und Samenzelle an der Embryo – zumindest *biologisch* gesehen – selbst »Träger« einer eigenen, unverwechselbaren genetischen Information sei. Allein der Bezug zur genetischen Disposition der künftigen Eltern führe daher nicht dazu, dass die PID unter das Grundrecht auf informationelle Selbstbestimmung falle.[41]

---

38 Vgl. zum Kriterium der Zumutbarkeit beim Schwangerschaftsabbruch Bundesverfassungsgericht 1993: 256.

39 Kunig 1993: 601.

40 Hufen 2001: 443; 2000: 1; Bioethik-Kommission 2006: 95; Gropp 2005: 308f.; Kloepfer 2002: 424; vgl. Kunig 1993: 598: »Das Datum des Ungeborenen ist – bis zur Geburt – allein das Datum seiner Mutter«.

41 Middel 2006: 60f.

2.1.2 Das Recht auf körperliche Unversehrtheit (Art. 2 Abs. 2 Satz 1 GG)

Als weiteres Grundrecht der künftigen Eltern wird das Grundrecht auf körperliche Unversehrtheit gemäß Art. 2 Abs. 2 Satz 1 GG diskutiert: dies im Hinblick auf die außergewöhnlichen gesundheitlichen Belastungen durch die Versorgung eines Kindes mit schweren genetischen Schäden, das Selbstbestimmungsrecht der Patientin und die Problematik der ohne PID drohenden »Schwangerschaft auf Probe«, des Schwangerschaftsabbruchs, der Mehrlingsschwangerschaft sowie der erhöhten Anzahl von Transferzyklen.

Die körperliche Unversehrtheit schützt vor allen Einwirkungen, welche die menschliche Gesundheit im biologisch-physischen Sinne beeinträchtigen.[42] Unterhalb dieser Schwelle ist das psychische Wohlbefinden geschützt, sofern die Einwirkungen zu körperlichen Schmerzen vergleichbaren Wirkungen führen.[43]

Die Versorgung eines Kindes mit schweren genetischen Schäden stelle eine außergewöhnliche gesundheitliche Belastung für beide Elternteile dar, die über das »normale« Maß, ein Kind groß zu ziehen, weit hinausgehe.[44] Verwiesen wird in diesem Zusammenhang u. a. auf die Rechtsprechung des Bundesverfassungsgerichts (BVerfG) zum Schwangerschaftsabbruch:[45] Die Grundrechtspositionen der Frau – u. a. Art. 2 Abs. 2 Satz 1 GG – führten dazu, dass es in Ausnahmefällen zulässig, womöglich gar geboten sei, der Frau eine Rechtspflicht zum Austragen des Kindes *nicht* aufzuerlegen. Das Kriterium sei das der *Unzumutbarkeit*, da die Geburt eines Kindes eine Handlungs-, Sorge- und Einstandspflicht über viele Jahre nach sich ziehe. Entscheidend sei die *Vorausschau* auf die damit verbundenen Belastungen, also die *künftigen* Lebensverhältnisse.[46] Als solchen Ausnahmefall hat das Gericht ausdrücklich – neben der hergebrachten medizinischen Indikation – die embryopathische Indikation anerkannt,[47] die nach dem Willen des

---

42 Jarass / Jarass 2007: Art. 2, Rn. 83; von Münch / Kunig / Kunig 2000: Art. 2, Rn. 62.

43 Vgl. Bundesverfassungsgericht 1981: 75; Jarass / Jarass 2007: Art. 2, Rn. 83.

44 Vgl. Böckenförde-Wunderlich 2002: 216; vgl. Woopen 1999: 239 ff., 242; Schönke / Schröder / Eser 2006: § 218a, Rn. 37 ff.; de Wert 1998: 330; vgl. Bundesverfassungsgericht 1993: 256 f., 272.

45 Bundesverfassungsgericht 1975: 48 ff.; 1993: 203 f., 255 f.

46 Da es entscheidend auf die *künftigen* Lebensverhältnisse ankommt, kann die Rechtsprechung des BVerfG auch bei Art. 2 Abs. 2 Satz 1 GG des *Mannes* Berücksichtigung finden; er ist nach der Geburt von den erheblichen Mehrbelastungen durch ein genetisch schwer geschädigtes Kind genauso betroffen wie die Frau.

47 Vgl. Bundesverfassungsgericht 1975: 50; 1993: 257.

Gesetzgebers[48] durch die im heutigen § 218a Abs. 2 StGB geregelte medizinisch-soziale Indikation »aufgefangen« wird. Der Grund hierfür sei, dass sich die Schwangere angesichts der mit dem Austragen und Betreuen eines behinderten Kindes verbundenen außergewöhnlichen Belastungen in einer notstandsähnlichen Konfliktlage befinde; diese außergewöhnlichen Belastungen gingen über die Normalsituation einer Schwangerschaft weit hinaus und stünden vergleichbaren gesundheitlichen Überforderungen im Sinne der medizinischen Indikation nicht nach.[49]

Mithilfe der PID ist es gerade möglich, *präventiv* derartige Belastungen auszuschließen, jedenfalls aber ganz erheblich zu verringern.

Ferner sei Art. 2 Abs. 2 Satz 1 GG unter dem Aspekt des Selbstbestimmungsrechts der Patientin eröffnet.[50] Normative Grundlage des Selbstbestimmungsrechts des Patienten ist nach überwiegender Auffassung Art. 2 Abs. 2 Satz 1 GG.[51] Das Selbstbestimmungsrecht der Patientin umfasse das Recht, eine IVF mit anschließender PID bzw. bei ohnehin indizierter IVF eine PID als alternative Behandlung zu einem Schwangerschaftsabbruch zu wählen. Gerade in einem so existentiellen Bereich wie der Schwangerschaft dürften subjektive Präferenzen der Patientin nicht außen vor bleiben.

Auch wird die Auffassung vertreten, Art. 2 Abs. 2 Satz 1 GG sei ferner unter dem Aspekt der Zumutung einer »Schwangerschaft auf Probe« berührt. Ist die PID verboten, müsse die Frau zunächst auf »natürlichem« Weg bzw. bei entsprechender Indikation mittels einer IVF schwanger werden und den Embryo bei Feststellung eines genetischen Defekts im Rahmen der §§ 218 ff. StGB abtreiben, wenn die künftigen Eltern weder auf *eigene* Kinder verzichten noch die erheblichen Belastungen durch ein genetisch bedingt krankes Kind in Kauf nehmen möchten. Die körperlichen und seelischen Belastungen der Schwangerschaft stellten sich dann als »umsonst« heraus; der Frau werde abgesehen von der quälenden Ungewissheit über mehrere Wochen bis zu einem möglicherweise positiven Ergeb-

48 Deutscher Bundestag 1995: 25 f.; Schönke / Schröder / Eser 2006: § 218a, Rn. 37.

49 Schönke / Schröder / Eser 2006: § 218a, Rn. 37; vgl. Böckenförde-Wunderlich 2002: 215 f.; vgl. Schneider 2002: 162 ff.

50 Middel 2006: 63 f.; ausführlich Bioethik-Kommission 2006: 93 f.

51 von Münch / Kunig / Kunig 2000: Art. 2, Rn. 72; Lorenz 2001b: § 128, Rn. 3, 64; von Mangoldt / Klein / Starck / Starck 2005: Art. 2 Abs. 2, Rn. 237; Bundesverfassungsgericht 1979: 173 f. (Minderheitsvotum); anderer Ansicht: Bundesverfassungsgericht 1979: 168 (Mehrheitsvotum): »das in Art. 2 Abs. 1 GG gewährleistete Selbstbestimmungsrecht«, »das Grundrecht des Art. 2 Abs. 1 und Abs. 2 GG«.

nis der PND und den erheblichen Gesundheitsbelastungen des Abbruchs selbst das Risiko einer »Schwangerschaft auf Probe« zugemutet.[52]

Des Weiteren spreche vieles dafür, dass mit Hilfe der PID die Einnistungsrate bei der IVF-Behandlung erheblich gesteigert werde und somit die Belastungen für die Frau gesenkt würden.[53] Könnte – neben der Anzahl der Transferzyklen – vor allen Dingen die Anzahl der auf einmal transferierten Embryonen bei gleicher oder gar höherer Erfolgsquote gesenkt werden – bis hin zu einem Embryo –, führte dies zugleich zu einer Senkung der Wahrscheinlichkeit einer Mehrlingsschwangerschaft, die häufig eine erhebliche gesundheitliche Gefährdung der Schwangeren *und* des / der Embryos / Embryonen bedeute.[54] Die Durchführung einer PID falle daher auch unter diesen Aspekten in den Schutzbereich des Art. 2 Abs. 2 Satz 1 GG, da sie dem präventiven Gesundheitsschutz der Schwangeren diene.[55]

Teilweise wird sogar vorgetragen, es sei daher mit guten Gründen vertretbar, dass die *Menschenwürde der Frau* die Möglichkeit zur Kenntnisnahme über den Zustand des Embryos gebiete.[56]

---

[52] Vgl. Hepp 2003: 355; vgl. Hufen 2001: 444; 2000: 95; vgl. Kloepfer 2002: 424; Middel 2006: 64f.

[53] Umfassend Griesinger et al. 2003: 332ff.; Nüsslein-Volhard 2005: 35; in diese Richtung auch DGMR 2005: 117f.; Nationaler Ethikrat 2003: 1 (Mehrheitsvotum). Ob ein sogenanntes Aneuploidiescreening tatsächlich zu verbesserten Einnistungsraten führt, ist zurzeit umstritten: ausführlich Bioethik-Kommission 2006: 135ff.

[54] Umfassend zu den medizinischen Vorteilen des sogenannten Single Embryo Transfers – auch ohne PID – Vogt 2008; Neidert 2007: 281f.; Frommel 2007: 30; zu den Gesundheitsrisiken durch Mehrlingsschwangerschaften Griesinger et al. 2008: 43ff.; Bioethik-Kommission 2006: 9, medizinische These 4: »Zur Verbesserung der Implantationsrate und zur Vermeidung einer ungewollten Mehrlingsschwangerschaft ist aus medizinischer Sicht die Übertragung eines einzelnen Embryos anzustreben. Die im Embryonenschutzgesetz enthaltene Dreier-Regel zum Embryonentransfer ist heute unter Berücksichtigung der möglichen Komplikationen für Mutter und Kind ärztlich nicht mehr vertretbar.« Siehe auch Ratzel / Lippert 2006: 475ff., Anhang, Mehrlingsreduktion mittels Fetozids.

[55] Gropp 2005: 310ff.; vgl. Hufen 2001: 444: Das »Recht auf Wissen« habe einen in den Bereich des Gesundheitsschutzes »hineinragenden« und das Grundrecht auf Leben und Gesundheit sichernden Schutzgehalt; vgl. Kloepfer 2002: 424; vgl. Bioethik-Kommission 2006: 96f.; Middel 2006: 66.

[56] Bioethik-Kommisson 2006: 109f., vgl. 83f., Hufen 2004a: 317f.; vgl. 2001: 444; noch weitergehend Latsiou 2008: 196f.: Ein Verbot der PID stelle einen mittelbaren Verstoß gegen die Menschenwürde der Frau dar.

2.1.3 Ehe und Familie (Art. 6 Abs. 1 GG)

Als weiteres Grundrecht wird Art. 6 Abs. 1 GG diskutiert. Gemäß Art. 6 Abs. 1 GG stehen Ehe und Familie unter dem besonderen Schutz der staatlichen Ordnung. Ob die Fortpflanzungsfreiheit der Eltern *ohne Inanspruchnahme* einer PID dem Schutzbereich des Art. 6 Abs. 1 GG[57] oder dem allgemeinen Persönlichkeitsrecht gemäß Art. 2 Abs. 1 in Verbindung mit Art. 1 Abs. 1 GG[58] unterfällt, ist allerdings umstritten. Einigkeit besteht nur insoweit, dass die freie Entscheidung der Eltern, ob, wann und wie viele Kinder sie haben wollen, verfassungsrechtlich geschützt ist; erfasst wird auch das Recht, eigene Kinder zu zeugen.[59] Teilweise wird daher die Auffassung vertreten, auch die Durchführung einer PID falle in den Schutzbereich des Art. 6 Abs. 1 GG.[60] Dem halten andere entgegen, bei der PID stehe grundsätzlich nicht das »Ob« der Familiengründung, sondern die Realisierung des Kinderwunsches mit einem Kind, das bestimmte genetische Merkmale trage oder nicht trage, in Frage.[61] Grundsätzlich stehe nicht die Fortpflanzung an sich zur Debatte, sondern das »Wie«; bei der PID stünden Autonomie und Selbstbestimmung der Eltern im Mittelpunkt – zwei Elemente, die wesentlich sachnäher durch das allgemeine Persönlichkeitsrecht als durch Art. 6 Abs. 1 GG geschützt würden.[62]

---

57 Bundesverfassungsgericht 1987: 42: »Der Schutz des Art. 6 Abs. 1 GG umfasst namentlich die Freiheit der Eheschließung und Familiengründung.«; Böckenförde-Wunderlich 2002: 212 f.; Kopernock 1997: 148; Hufen 2001: 442; 2000: 85; Bioethik-Kommission 1999: 45; vgl. Sachs / Schmitt-Kammler 2007: Art. 6, Rn. 26.

58 Schneider 2002: 148 f.; Bundesgerichtshof 1995: 2409; Bundesverfassungsgericht 1975: 43: »Das Recht der Frau auf freie Entfaltung ihrer Persönlichkeit, […] sich gegen eine Elternschaft […] zu entscheiden.«; 1993: 254; Bundesgerichtshof 1986: 234; vgl. Röger 1999: 38 f., der bei Ehepaaren Art. 6 Abs. 1 GG, bei nichtehelichen Paaren Art. 2 Abs. 1 in Verbindung mit Art. 1 Abs. 1 GG anwenden will.

59 Bundesgerichtshof 1986: 234; Böckenförde-Wunderlich 2002: 212 f.; Kopernock 1997: 148; Hufen 2001: 442; 2000: 85; vgl. Nationaler Ethikrat 2003: 2.2 (Mehrheitsvotum).

60 Latsiou 2008: 193 f.; Reiß 2006: 59; Böcher 2004: 150 f.; siehe auch Hufen 2001: 443, der Art. 6 Abs. 1 in Verbindung mit dem allgemeinen Persönlichkeitsrecht der Eltern prüft; offenlassend Nationaler Ethikrat 2003: 2.2 (Mehrheitsvotum).

61 Böckenförde-Wunderlich 2002: 213; siehe aber Schneider 2002: 149 f., die darauf abstellt, dass mittelbar Auswirkungen auf das »Ob« der Fortpflanzung vorstellbar seien.

62 Schneider 2002: 149 f.; Middel 2006: 56 f.; vgl. Böckenförde-Wunderlich 2002: 213 ff.

2.1.4 Pflege und Erziehung der Kinder (Art. 6 Abs. 2 GG)

Zudem vertreten einige Autoren die Auffassung, die Durchführung einer PID falle in die durch Art. 6 Abs. 2 GG geschützte sogenannte Elternverantwortung.[63]

Zum Teil wird dies allerdings nur in den Fällen bejaht, in denen Eltern eine PID vornehmen, um ein weiteres Kind zu bekommen, das immunologisch betrachtet am besten geeignet ist, als Blut-, Knochenmark- oder Stammzellspender für ein bereits geborenes, ohne entsprechende Behandlung dem Tod geweihtes Geschwisterkind zu fungieren.[64] Die Auswahl erfolgt hier nicht unter dem Gesichtspunkt, genetisch defekte Embryonen auszusortieren, sondern unter dem Aspekt, einen möglichst gut passenden Spender zu finden. Das spendende Kind selbst erleidet durch die Spende keinen Schaden, sondern wächst anschließend »normal« auf. Im Hinblick auf das *vorhandene* kranke Kind stelle die PID eine Maßnahme zu seinem Wohl, mithin zu seiner Pflege dar.[65]

2.1.5 Die Freiheit von Wissenschaft und Forschung (Art. 5 Abs. 3 GG)

Zudem wird die Auffassung vertreten, die PID falle in den Schutzbereich des Art. 5 Abs. 3 GG.[66] Gemäß Art. 5 Abs. 3 GG sind Wissenschaft, Lehre und Forschung frei.[67] Der Freiheit der Wissenschaft komme eine Schlüsselfunktion sowohl für die Selbstverwirklichung des Einzelnen als auch für die gesamtgesellschaftliche Entwicklung zu.[68] Trotz der Praktizierung der PID in vielen Zentren weltweit würden für die Anwendungsmethoden der PID immer neue, schnellere, kostengünstigere und fortschrittlichere Lö-

---

63 Hufen 2000: 1; nicht eindeutig Art. 6 Abs. 2 GG nennend Hufen 2001: 443; ähnlich Herdegen 2001: 777.

64 In England hat die Human Fertilisation and Embryology Authority (HFEA) bereits im November 2001 entschieden, dass es grundsätzlich unter sehr strengen Bedingungen gestattet ist, eine PID durchzuführen, um einen Embryo zu transplantieren, der, wenn er geboren wird, als Knochenmark- oder Stammzellenspender (aus der Nabelschnur) geeignet ist, um ein bereits vorhandenes Geschwisterkind mit einer nicht anders behandelbaren schweren Erbkrankheit zu behandeln. Siehe HFEA 2001.

65 Middel 2006: 67 f.

66 Latsiou 2008: 198 ff.; Kluth 2007: 110; Djie 2001: 72; Schmidt 1991: 169; Hufen 2001: 444; vgl. Bioethik-Kommission 1999: 30; Middel 2006: 77 ff.

67 Bundesverfassungsgericht 1973: 113; 1978: 367; 1994: 12; Jarass / Jarass 2007: Art. 5, Rn. 121 ff.

68 Nationaler Ethikrat 2001: 5. 1. 5.; Taupitz 2002a: 25; Wagner 1998: 1240; Dreier / Pernice 2004: Art. 5 Abs. 3, Rn. 16.

sungen gesucht.[69] Angestrebt werde auch eine Steigerung der Schwangerschaftsraten, die zurzeit noch relativ niedrig sind.[70] Ziel sei es, immer mehr (z. B. Geschlecht, Aneuploidien, spezifische Gendefekte) in immer kürzerer Zeit gleichzeitig zu untersuchen und dabei die Fehlerrate so gering wie möglich zu halten.

Nach anderer Ansicht fällt die PID dagegen nicht in den Schutzbereich des Art. 5 Abs. 3 GG. Dies deshalb, weil der Schutzbereich bereits *tatbestandlich* zu reduzieren sei. Forschung, die andere Rechtsgüter – hier Embryonen – beeinträchtige oder beanspruche, sei nicht mehr vom Normbereich des Art. 5 Abs. 3 GG erfasst.[71]

Dem wird entgegnet, durch eine tatbestandliche Reduzierung könnten *erhebliche* potenzielle Forschungsgebiete der freien Untersuchung entzogen werden.[72] Eine *tatbestandliche* Begrenzung begebe sich der Möglichkeit einer verhältnismäßigen Zuordnung konfligierender Verfassungswerte nach Maßgabe der Umstände des Einzelfalles zugunsten einer abstrakten und generellen Grenzziehung.[73] Dem grundgesetzlichen System individueller Freiheitsrechte seien Risiken für Freiheitsrechte Dritter immanent;[74] auftretende Konflikte gelte es nach dem Prinzip praktischer Konkordanz[75] zu lösen, sodass die betroffenen Rechtsgüter mit Verfassungsrang beide zu optimaler Wirksamkeit gelangten. Verengungen des Schutzbereichs führten dagegen tendenziell zu einer Verminderung des Grundrechtsschutzes. Denn wo kein Eingriff in den Schutzbereich vorliege, bedürfe es auch keiner Rechtfertigung.

2.1.6 Die Berufsfreiheit (Art. 12 Abs. 1 GG)

Diskutiert wird ferner Art. 12 Abs. 1 GG. Dieser stellt ein einheitliches Grundrecht der Berufsfreiheit dar und umfasst die Freiheit der Berufsausübung sowie der Berufswahl; der Begriff des Berufes ist weit auszulegen und erfasst nicht nur traditionelle Berufsbilder.[76] Führt z. B. ein Arzt eine

---

69 Vgl. Bioethik-Kommission 2006: 134; vgl. Djie 2001: 89 f.

70 Eine umfassende Datensammlung findet sich bei Sermon et al. 2007: 323 ff.

71 Mit unterschiedlichen Nuancen Hillgruber 2008: 3; von Münch / Kunig / Wendt 2000: Art. 5, Rn. 101 a; Pieroth / Schlink, Rn. 624 ff.; vgl. Isensee 2002: 72; Sondervotum Hennecke / Karwatzki Bioethik-Kommission 2006: 133.

72 Spiekerkötter 1989: 28.

73 Spiekerkötter 1989: 29; vgl. Ossenbühl 2001: 514.

74 Wagner 1998: 1238; Ossenbühl 2001: 514.

75 Zum Prinzip der praktischen Konkordanz siehe Hesse 1999: Rn. 72, 317 ff.

76 Bundesverfassungsgericht 1958: 397 ff.; 1988: 193; 1997: 214; 1998: 252 f.; 2000: 212 f.

PID durch, falle diese Tätigkeit unter seine durch Art. 12 Abs. 1 GG geschützte Berufsfreiheit.[77]

2.2 *Freiheits- und Gleichheitsrechte des Embryos, die bei Durchführung einer PID gefährdet oder eingeschränkt werden könnten*

2.2.1 Das Recht auf Leben (Art. 2 Abs. 2 Satz 1 GG) des Embryos

Gemäß Art. 2 Abs. 2 Satz 1 GG hat jeder das Recht auf Leben. Ob allerdings der Embryo ein subjektives Recht auf Leben hat, d.h. sowohl in den sachlichen als auch den persönlichen Schutzbereich des Art. 2 Abs. 2 Satz 1 GG fällt, wird äußerst kontrovers diskutiert.

Einigkeit besteht lediglich insoweit, als dass das Leben eines Menschen *biologisch* beginnt, wenn sich das den Menschen bestimmende genetische Programm erstmals verkörpert. Dies ist *jedenfalls* mit Abschluss des Befruchtungsprozesses der Fall.[78] Die *genetische* Identität des Menschen ist festgelegt. Ob man bereits von *individuellem* Leben sprechen kann, wird dagegen nicht einheitlich beantwortet, da erst mit der Entstehung des Primitivstreifens und der axialen Struktur des Embryos die sogenannte *Individuation* gegeben und die Möglichkeit der Zwillingsbildung, also die Fähigkeit des Keimlings, sich zu teilen und zu je genetisch identischen Individuen zu entwickeln, grundsätzlich ausgeschlossen ist.[79]

Damit ist aber nicht die Frage beantwortet, ob und in welchem Umfang menschliches Leben auch *rechtlich* schützenswert ist. Der Lebensbegriff des Art. 2 Abs. 2 Satz 1 GG muss als normativer Begriff nicht zwingend mit dem deskriptiven Lebensbegriff übereinstimmen. Es verwundert daher nicht, dass es inzwischen einen beinahe unüberschaubaren Meinungsstand zu der Frage gibt, wann schützenswertes menschliches Leben im Sinne des Art. 2 Abs. 2 Satz 1 GG beginnt, wer Träger dieses Grundrechts ist und ob dieser Schutz gegebenenfalls nach dem Entwicklungsstand des Embryos

---

[77] Kluth 2007: 109; Hufen 2001: 444; Bioethik-Kommission 2006: 99; Kloepfer 2002: 424; Enquêtekommission 2002: 112.

[78] Böckenförde-Wunderlich 2003: 402; Herzog 2003: 35f.; Giwer 2001: 32f. Teilweise wird bereits auf den Zeitpunkt abgestellt, in dem das zweite Polkörperchen aus der befruchteten Eizelle ausgestoßen wird, da bereits dann das Genom des neuen Menschen feststeht – wenn auch noch verteilt in den männlichen und weiblichen Vorkern: Rager 2000: 86; Bodden-Heidrich et al. 1997: 15f.

[79] Bejahend: z.B. Weck 2003: 59, 68; Bodden-Heidrich et al. 1997: 153f.; Rager 2000: 86, 88; Schmidt 1991: 84; Höfling 2001: 21; ablehnend z.B. Hofmann 1990: 119; Heun 2002: 520 mit weiteren Nachweisen, 523; Nationaler Ethikrat 2001: 5. 1. 1; Schmidt-Jortzig 2003: 99.

abstufbar ist. Im Rahmen dieses Beitrags können daher nur die wichtigsten Ansatzpunkte, die »Hauptpositionen«, aufgezeigt werden.

2.2.1.1 Das Bundesverfassungsgericht

Das BVerfG hat sich bisher in zwei Abtreibungsurteilen zum Schutz des ungeborenen Lebens geäußert.[80] Bereits in der Entscheidung aus dem Jahre 1975 hat der erste Senat judiziert, Art. 2 Abs. 2 Satz 1 GG schütze auch das sich im Mutterleib entwickelnde Leben als selbständiges Rechtsgut. »Jeder« im Sinne des Art. 2 Abs. 2 Satz 1 GG sei auch das ungeborene menschliche Leben.[81] Auf den Zeitpunkt, zu dem menschliches Leben entsteht, legt sich das Gericht nicht fest. »Leben im Sinne der geschichtlichen Existenz eines menschlichen Individuums besteht nach gesicherter biologisch-physiologischer Erkenntnis jedenfalls vom 14. Tag nach der Empfängnis (Nidation, Individuation) an.«[82] Allerdings würden Erkenntnisse der medizinischen Anthropologie es nahelegen, dass menschliches Leben schon mit der Verschmelzung von Ei und Samenzelle entstehe.[83] Dies war in beiden Urteilen jedoch nicht zu entscheiden. Vom Abschluss der Einnistung des befruchteten Eis in der Gebärmutter (Nidation) an handele es sich bei dem Ungeborenen um individuelles, in seiner genetischen Identität und damit seiner Einmaligkeit und Unverwechselbarkeit bereits festgelegtes, nicht mehr teilbares Leben, das sich im Prozess des Wachsens und Sich-Entfaltens nicht erst zum Menschen, sondern als Mensch entwickele.[84] Weiter führt das BVerfG aus: »Wo menschliches Leben existiert, kommt ihm Menschenwürde zu; es ist nicht entscheidend, ob der Träger sich dieser Würde bewusst ist und sie selbst zu wahren weiß.«[85] Die von Anfang an im menschlichen Sein angelegten potenziellen Fähigkeiten genügten, um die Menschenwürde zu begründen.[86] »Diese Würde des Menschseins liegt auch für das ungeborene Leben im Dasein um seiner selbst willen. Es zu achten und zu schützen bedingt, dass die Rechtsordnung die rechtlichen Voraussetzungen im Sinne eines eigenen Lebens-

80 Bundesverfassungsgericht 1975: 1 ff.; 1993: 203 ff.
81 Bundesverfassungsgericht 1975: 36 f.
82 Bundesverfassungsgericht 1975: 37.
83 Bundesverfassungsgericht 1993: 251 f.
84 Bundesverfassungsgericht 1993: 251 f., mit Hinweis auf Bundesverfassungsgericht 1975: 37, wo auch die *Individuation* genannt wird.
85 Bundesverfassungsgericht 1975: 41; vgl. Bundesverfassungsgericht 1993: 252.
86 Bundesverfassungsgericht 1975: 41.

rechts gewährleistet.«[87] Dieses Lebensrecht, das nicht erst durch die Annahme seitens der Mutter begründet werde, sondern dem Ungeborenen schon aufgrund seiner Existenz zustehe, sei das elementare und unveräußerliche Recht, das von der Würde des Menschen ausgehe.[88] Das Leben des nasciturus[89] müsse vom Staat also als die vitale Basis der Menschenwürde geschützt werden.[90]

Das *Maß* des verfassungsrechtlich gebotenen Schutzes sei unabhängig vom Alter der Schwangerschaft. Liege die Würde des Menschseins auch für das ungeborene Leben im Dasein um seiner selbst willen, so verböten sich jegliche Differenzierungen der Schutzverpflichtungen mit Blick auf Alter und Entwicklungsstand dieses Lebens oder die Bereitschaft der Frau, es weiter in sich leben zu lassen.[91] Jedes menschliche Leben – auch das sich erst entwickelnde – sei als solches gleich wertvoll und könne deshalb keiner irgendwie gearteten unterschiedlichen Bewertung unterworfen werden.[92] Allerdings führten die Grundrechte der Frau dazu, dass es in Ausnahmefällen zulässig, in manchen dieser Fälle gar geboten sein könnte, ihr eine Rechtspflicht zum Austragen nicht aufzuerlegen. Kriterium sei das der *Unzumutbarkeit*. Dies bedeutet nach Ansicht des Gerichts, dass neben der medizinischen, embryopathischen und kriminologischen Indikation eine Rechtfertigung (nur) dann zulässig ist, wenn der Frau durch das Austragen des Kindes eine Belastung erwächst, die – vergleichbar den Fällen der medizinischen und embryopathischen Indikation – so schwer und außergewöhnlich ist, dass sie die zumutbare Opfergrenze übersteigt.[93]

In beiden Entscheidungen wird die Frage, ob der Embryo Grundrechtsträger ist oder aber wegen mangelnder Rechts- und Grundrechtsfähigkeit »nur« von den *objektiven* Normen der Verfassung in seinem Recht auf Leben geschützt wird, gleichwohl nicht entschieden,[94] im Urteil aus dem Jahre 1975 sogar ausdrücklich offengelassen.[95]

Die Rechtsprechung des BVerfG zum Schwangerschaftsabbruch ist in

---

[87] Bundesverfassungsgericht 1993: 252.
[88] Bundesverfassungsgericht 1993: 252.
[89] Lat. für »der zu Gebährende«, d. h. die Leibesfrucht.
[90] Bundesverfassungsgericht 1975: 42.
[91] Bundesverfassungsgericht 1993: 267; anders abweichende Meinung der Richter Rupp, von Brünneck und Sommer, Bundesverfassungsgericht 1975: 80.
[92] Bundesverfassungsgericht 1975: 59.
[93] Bundesverfassungsgericht 1993: 252 ff.
[94] Kopernock 1997: 109; Ipsen 2001: 992, 994; Middel 2006: 89; teilweise wird behauptet, das *BVerfG* bejahe die Grundrechtsträgerschaft, so etwa Geiger / von Lampe 1994: 21; bezüglich Art. 1 Abs. 1 GG auch Dreier 1995: 1037.
[95] Bundesverfassungsgericht 1975: 41.

der Literatur heftig *kritisiert* worden.[96] Gleichwohl vertreten einige Autoren die These, man müsse nur konsequent auf der Linie der bisherigen Argumentation in den beiden Urteilen zum Schwangerschaftsabbruch fortfahren, um zum »vollen« Lebens- und Würdeschutz für den Embryo *in vitro* ab der Befruchtung zu gelangen.[97]

Gegen diese These wird eingewandt, dass die beiden Urteile in sich hoffnungslos inkonsequent seien, da die konkreten Entscheidungsinhalte nicht zu den abstrakten Prämissen bzw. den vorgeschalteten allgemeinen Erwägungen zu Art. 1 Abs. 1 und Art. 2 Abs. 2 Satz 1 GG passten. Einige Stimmen weisen darauf hin, dass nach den Prämissen des BVerfG nur die *enge* medizinische Indikation Bestand haben könne[98] – wenn überhaupt.[99] Die Realität sehe jedoch anders aus: *Bis* zur Nidation fordere das BVerfG überhaupt keinen Schutz. *Nach* der Nidation *bis zur zwölften* Schwangerschaftswoche genieße der Embryo nur einen stark eingeschränkten Schutz. Die Einordnung des Schwangerschaftsabbruchs in den ersten zwölf Wochen als »rechtswidrig aber straffrei« stelle einen »Etikettenschwindel« dar.[100] Es sei höchst widersprüchlich, die Nothilfe zugunsten des Embryos explizit auszuschließen,[101] wenn tatsächlich eine *rechtswidrige* Handlung vorliege. Nicht einsichtig sei ferner, warum das Strafrecht in den ersten zwölf Wochen weniger bewirken solle als in der Folgezeit. Es stelle sich die Frage, was sich denn so wesentlich nach *exakt* der zwölften Woche ändere, dass plötzlich das Strafrecht – als schärfstes Schwert des Staates – doch (besser) geeignet sei, den Embryo *gegen* die Mutter zu schützen. Kritisiert wird ferner, dass ein Beratungskonzept nicht auf den Schutz des *einzelnen Lebens* ausgerichtet sei, sondern nur *per saldo* einen besseren Lebensschutz anstrebe.[102] Auch zwischen der 13. Schwangerschaftswoche und der Geburt sei der geforderte Schutz nicht mit dem geborener Menschen

---

96 Die Rechtsprechung des BVerfG zum Schwangerschaftsabbruch wird sowohl hinsichtlich des Beratungsschutzkonzepts, des dogmatisch-methodischen Vorgehens als auch der rechtspolitischen Konsequenzen kritisiert; siehe u.a. Reiß 2006: 61ff.; Schlink 2002: 7ff.; Hörnle 2003: 334; Dreier 1995: 1037ff.; Geiger / von Lampe 1994: 21ff.; Denninger 2003: 202f.; Zusammenfassung bei Middel 2006: 88ff.

97 So Benda 2002: 176; vgl. Sacksofsky 2001: 15; vgl. Kluth 2007: 104.

98 Dreier 2002b: 382; Heun 2002: 518; Hofmann 1990: 118; in diese Richtung auch Ipsen 2001: 992ff. Konsequent: Maunz / Dürig / Dürig 1994: Art. 2 Abs. 2 GG, Rn. 21ff.

99 Nach Kopernock 1997: 111 dürfte bei Zugrundelegung der Rechtsprechung des BVerfG selbst die enge medizinische Indikation keine *Rechtfertigung* der Tötung des Ungeborenen bedeuten; ebenso Geiger / von Lampe 1994: 23.

100 Dreier 2002b: 380.

101 So Bundesverfassungsgericht 1993: 279; siehe auch Deutscher Bundestag 1995: 25.

102 Antoine 2001: 19; ähnlich Dreier 2002b: 378, 380.

identisch: lägen bestimmte Indikationen vor (§ 218a Abs. 2, Abs. 3 StGB), ist die Tötung des Ungeborenen *gerechtfertigt;* dabei gehe es nicht nur um das *gleichrangige* Rechtsgut des Lebens der Schwangeren, sondern auch um – normalerweise – *rangniedere* Rechtsgüter; die Tötung des Embryos ist bis zur Geburt *gerechtfertigt*, wenn »schutzwürdige Positionen einer schwangeren Frau sich mit solcher Dringlichkeit geltend machen« und »Belastungen [...] ein solches Maß an Aufopferung eigener Lebenswerte verlangen, dass [die Fortsetzung der Schwangerschaft] von der Frau nicht erwartet werden kann«.[103] Dies zeige, dass beim ungeborenen Leben eine Konfliktlösung zu dessen Ungunsten zugelassen wird, die bei einem Konflikt zwischen geborenen Personen nie akzeptabel wäre (vgl. auch die unterschiedliche Strafhöhe der § 211 (Mord), § 212 (Totschlag), § 218 (Schwangerschaftsabbruch) StGB). *Entgegen* den eigenen Prämissen akzeptiere das BVerfG daher letztlich einen *gestuften Schutz* des vorgeburtlichen Lebens;[104] erst mit der Geburt komme dem Fötus der gleiche Schutz zu wie allen anderen (geborenen) Menschen auch.

Einige Autoren kritisieren zudem die Ableitung eines »eigenständigen Lebensrechts« des Ungeborenen aus der Menschenwürde. Dass jedem menschlichen Leben Würde zukomme, begründe noch nicht den Umkehrschluss, dass das Rechtsgut Leben als solches von Art. 1 Abs. 1 GG erfasst werde.[105] Das Lebensrecht als der elementare und unveräußerliche Ausfluss aus der Menschenwürde passe nicht in die sonstige Grundrechtsdogmatik, in der das Lebensrecht nicht Ausfluss der Menschenwürde, sondern *eigenständiges* Schutzgut und als solches zwar elementar, aber eben nicht unveräußerlich im Sinne der Unverfügbarkeit für den Grundrechtsberechtigten und der Unantastbarkeit für den Staat sei.[106] Gegen die Ableitung eines Lebensrechts aus Art. 1 Abs. 1 GG spreche die Existenz des spezielleren Grundrechts aus Art. 2 Abs. 2 Satz 1 GG;[107] der Gesetzesvorbehalt des Art. 2 Abs. 2 Satz 3 GG sowie das ausdrückliche Verbot der Todesstrafe in Art. 102 GG verlören ihren Sinn, wenn das Leben durch Art. 1 Abs. 1 Satz 2 GG geschützt würde.[108] Art. 1 Abs. 1 GG und Art. 2

---

103 Bundesverfassungsgericht 1993: 256 f.

104 Schlink 2002: 7 ff. (besonders 15); Merkel 2002b: 76 ff.; ausführlich Dreier 2007: 267 ff.; vgl. Dreier 2002b: 378 ff.; 1995: 1039 f.; Geiger / von Lampe 1994: 23 f.; vgl. Kopernock 1997: 110 ff.; Hilgendorf 1996: 761; in diese Richtung auch Ipsen 2001: 994.

105 Hermes 1987: 141; vgl. Geiger / von Lampe 1994: 22 mit dem Vorwurf des Zirkelschlusses.

106 Schlink 2002: 7 f.

107 Weck 2003: 81; Hermes 1987: 141.

108 Vgl. Enders 2003: 672; Hermes 1987: 141; Weck 2003: 82.

Abs. 2 Satz 1 GG seien daher als zwei grundsätzlich eigenständige Grundrechte mit unterschiedlichen Schutzbereichen anzuerkennen.[109]

2.2.1.2 Umfassende Schutzwürdigkeit des Embryos

Autoren, die eine umfassende Schutzwürdigkeit bejahen,[110] gehen davon aus, dass dem Embryo (spätestens) *mit Abschluss der Befruchtung / »Initialzündung«* (im Falle des therapeutischen Klonens wird häufig von »Initialzündung« statt von Befruchtung gesprochen, da der Zellkerntransfer keine Befruchtung im herkömmlichen Sinne darstellt) der »volle« Grundrechtsschutz des Art. 2 Abs. 2 Satz 1 GG im Sinne eines subjektiven Rechts zukommt, der dem eines geborenen Menschen grundsätzlich gleichsteht. Eine Stufung des Schutzes entsprechend dem Entwicklungsstand des Embryos wird abgelehnt.[111] Der Embryo ist danach vom Zeitpunkt der Befruchtung an Träger des Grundrechts aus Art. 2 Abs. 2 Satz 1 GG. Eine nicht unerhebliche Rolle spielt hier der Begriff der *»Person«*. Wer »Person« ist, ist auch Grundrechtsträger. Die Vertreter dieser Meinung folgen der sogenannten *Äquivalenztheorie:* Danach ist *jeder* Mensch – auch der Embryo – zugleich »Person«, jedenfalls eine im Werden befindliche.[112] Eine Aufspaltung in biologisches Substrat (Mensch) und personale Eigenschaften wird abgelehnt.[113]

Neben der Herleitung des Lebensrechts aus der Menschenwürde wer-

---

[109] Denninger 2003: 203f.; vgl. Sachs / Murswiek 2007: Art. 2, Rn. 170; Dreier 2002a: 39ff.; 1995: 1037ff.; Geiger / von Lampe 1994: 22; Hermes 1987: 141; Heun 2002: 518; vgl. Herdegen 2001: 775; vgl. Hilgendorf 1996: 761; Hofmann 1993: 376; einschränkend Merkel 2002b: 110f.; gegen eine Entkopplung in den frühen Entwicklungsphasen Kluth 2004: 8. Das Verhältnis von Art. 1 Abs. 1 GG zu den übrigen Grundrechten ist umstritten; zusammenfassend Middel 2006: 73f. mit weiteren Nachweisen.

[110] Fülle 2007: 55; Sondervotum Reiter, Bioethik-Kommission 2006: 120ff.; Koenig et al. 2003: 157, 178, 180, 184, 188, XXIV; Fraling 2003: 142ff.; Böckenförde-Wunderlich 2003: 402ff.; 2002: 173ff., 223, 230ff., einschränkend 179; Vogt 2008: 79ff.; Herzog 2003: 38; Nationaler Ethikrat 2004: 52ff. (Position A); Nationaler Ethikrat 2003: Minderheitsvotum, 2. 4; Nationaler Ethikrat 2001: 5. 2. 1; Beckmann 2003: 101; 2001, 169ff.; Starck 2002: 1067; Maunz / Dürig / Dürig 1994: Art. 2 Abs. 2, Rn. 21ff.; Laufs 2001: 204ff.; vgl. Röger 2000: 57; vgl. Spiekerkötter 1989: 54, 66ff.; vgl. von Mangoldt / Klein / Starck / Starck 2005: Art. 1 Abs. 1, Rn. 19ff., 92, 94, Art. 2, Rn. 205; vgl. Isensee 2002: 59, 62.

[111] Sondervotum Reiter, Bioethik-Kommission 2006: 122; Nationaler Ethikrat 2003: Minderheitsvotum, 2. 4; Beckmann 2003: 97ff.; vgl. Spaemann 2004: 62ff.; vgl. Böckenförde 2001: 113, 115; vgl. Isensee 2002: 57f., 61f., 72, 76f.; ähnlich Spiekerkötter 1989: 66ff.; 106; vgl. Schmidt 1991: 147, 174f.

[112] Baumgartner et al. 1997: 225ff.; 241f.; Honnefelder 2001: 76ff.

[113] Lanzerath 1998: 101f.; Kipke 2001: 49ff.

den sogenannte Kontinuitäts-, Identitäts- und Potenzialitätsargumente – meist in Kombination – angeführt.

Einige leiten die unbedingte bzw. unabdingbare Schutzwürdigkeit des menschlichen Lebens aus der *Würde* des Menschen ab.[114] Jedem Menschen komme Würde zu, weil er das Vermögen besitze, sittliches Subjekt, d. h. Subjekt selbst gesetzter und zu verantwortender Zwecke, kurz gesagt *»Person«* zu sein.[115] Weil das sittliche Subjekt, d. h. die Person, nicht anders existiere als in Form eines lebendigen menschlichen Individuums und dieses Individuum durch eine ursprüngliche Einheit von Leib und Ich (der Mensch als leib-seelisches Wesen) ausgezeichnet sei, schließe die Würde des Subjekts den Schutz der Integrität von Leib und Leben wesentlich ein; die der Person zukommende Selbstzwecklichkeit müsse sich auf beides beziehen, auf das individuelle Leben wie auf ihre die Zwecke selbst setzende Subjektivität; das Leben sei zwar nicht das ranghöchste, wohl aber das *fundamentale* Gut.[116] Da die Geburt oder sonstige Ereignisse nach der Befruchtung keine grundsätzliche Zäsur[117] in der diachronen, also über die Zeit persistierenden Kontinuität und Identität des Individuums darstellten und zum menschlichen Individuum die (natürliche aktive) Potenz gehöre, die aktuellen Eigenschaften einer Person auszubilden, sei auch der ungeborene Mensch von Anfang an als Person zu betrachten und in seinem Lebensanspruch zu respektieren.[118]

Kontinuitätsargumente beschreiben die Relation zwischen Embryo und Erwachsenem als die einer kontinuierlichen physischen und psychischen Entwicklung. Sie besagen, dass es nicht möglich sei, einen genauen Zeit-

---

114 Baumgartner et al. 1997: 170 ff., 240; Deutsche Bischofskonferenz 1989: 40 f.; in diese Richtung auch Nationaler Ethikrat 2004: 54 f. (Position A); vgl. Starck 2002: 1067; vgl. von Mangoldt / Klein / Starck / Starck 2005: Art. 2 Abs. 2, Rn. 190; ähnlich Däubler-Gmelin 2001: 123, 132: »Aber Geltung und Schutz der menschlichen Würde nach Art. 1 GG und das Recht auf Leben und sein Schutz in Art. 2 GG haben dieselbe Reichweite«; vgl. Höffe 2002: 82. Er bezeichnet die menschliche Würde als Rechtfertigungsgrund des Lebensschutzes; vgl. Böckenförde-Wunderlich 2003: 400 ff., die auf die dirigierende Funktion der Menschenwürde für die Auslegung des Lebensrechts abstellt.

115 Baumgartner et al. 1997: 186, 239 f. sowie 12 (Einleitung) und 382 (Glossar); Honnefelder 2001: 76 ff.

116 Vgl. Fraling 2003: 143 f.; Baumgartner et al. 1997: 192 f., 214 f., 239 f.; 194 ff. zu den Positionen von Aristoteles, Thomas von Aquin, Boethius, Locke und Kant bezüglich einer möglichen Trennung von Mensch und Person, Körper und Seele.

117 Baumgartner et al. 1997: 219 ff. geben einen historischen Überblick über mögliche moralisch relevante Zäsuren in der Entwicklung des Menschen.

118 Sondervotum Reiter, Bioethik-Kommission 2006: 126; Starck 2002: 1068 f.; vgl. Böckenförde 2003: 812 f.; Baumgartner et al. 1997: 241 f.; ebenso in der Einleitung (11); vgl. Bodden-Heidrich et al. 1997: 103 f.

punkt im Sinne eines bestimmten Ereignisses – einer Zäsur – aufzuzeigen, der das menschliche Wesen in einer Weise verändert, die es erlauben würde, zwischen rechtlich zu schützendem und nicht zu schützendem Leben zu unterscheiden.[119] Der Mensch habe daher über die gesamte Dauer seiner Existenz das Recht auf Leben.

Identitätsargumente besagen, dass die befruchtete Eizelle mit dem Erwachsenen, zu dem sie sich möglicherweise entwickelt, in einem Identitätsverhältnis stehe und daher ebenso wenig getötet werden dürfe wie der Erwachsene selbst.[120] Befruchtete menschliche Eizellen hätten ein Lebensrecht, weil sie numerisch und genetisch mit der erwachsenen Person, die aus ihnen hervorgeht, identisch seien.[121] Auf die Möglichkeit der Bildung eineiiger Zwillinge bis zur Individuation komme es nicht an, da Individualität nicht Singularität bedeute.[122]

Potenzialitätsargumente[123] gehen davon aus, dass die befruchtete menschliche Eizelle jedenfalls die Potenzialität besitze, Person zu werden und damit eine *potenzielle Person* sei. Unabhängig davon, welche Eigenschaften der Person oder des Menschen als die moralisch relevanten angesehen würden, seien sie in dem mit der Befruchtung neu entstandenen Genom bereits vollständig enthalten; auf *diese* Potenz (sogenannte aktive Potenz) komme es an; befruchtete menschliche Eizellen, nicht aber einzelne Ei- und Samenzellen, besäßen die aktive Potenz, Person zu werden, und deshalb sollten ihnen die Rechte der Person zukommen.[124] *Potenzielle* Personen sollten wie *aktuelle* Personen behandelt werden; sie sollen insbesondere ein Recht auf Leben haben.[125]

Die Zuerkennung einer umfassenden Schutzwürdigkeit des Embryos

---

[119] Gute Zusammenfassung bei Kaminsky 1998: 87ff.; sowie Leist 1990: 50ff.; vgl. Nationaler Ethikrat 2003: Minderheitsvotum, 2. 4; vgl. Starck 2002: 1070 unter Berufung auf Kant; vgl. Böckenförde 2001: 112f.; ähnlich Däubler-Gmelin 2001: 129; vgl. Rager 2000: 88; vgl. Lorenz 2001a: 43; Lehmann 2002: 194f.; Nationaler Ethikrat 2001: 5. 2. 1.

[120] Gute Zusammenfassung bei Kaminsky 1998: 87, 93ff.; ebenso Leist 1990: 104ff.; vgl. Honnefelder 2003: 67.

[121] Kaminsky 1998: 94f.

[122] Kersten 2004: 552; Isensee 2002: 58; Höfling 2001: 21; vgl. Nationaler Ethikrat 2001: 5. 2. 1; vgl. Honnefelder 2003: 72; vgl. Starck 2002: 1069.

[123] Siehe die differenzierte Darlegung der verschiedenen Varianten des Potenzialitätsarguments bei Kipke 2001: 51ff.

[124] Vgl. Schmidt 1991: 93f.; vgl. Starck 2002: 1069; letztlich handelt es sich dabei um eine Kombination aus Identitäts- und Potenzialitätsargument, vgl. Merkel 2001: 479f.; zur Unterscheidung zwischen sogenannter potentia obiectiva und potentia subiectiva Baumgartner et al. 1997: 229ff.; zu »aktiver« und »passiver« Potenzialität siehe Kummer 2002: 151ff.

[125] Rager 1996: 272ff.; vgl. Lorenz 2001b: § 128, Rn. 10.

ist jedoch auch erheblicher *Kritik* ausgesetzt. Insbesondere die *Ableitung des Lebensrechtsschutzes aus der Menschenwürde* wird von einigen Autoren scharf angegriffen. Dass jedem menschlichen Leben Würde zukomme, begründe noch nicht den Umkehrschluss, dass das Rechtsgut Leben als solches von Art. 1 Abs. 1 GG erfasst werde.[126]

Einige Autoren bezeichnen das *Kontinuitätsargument* als verfehlt und unzutreffend.[127] Die Tatsache, dass in einem Kontinuum aufgrund beliebig feiner (begrifflicher) Unterteilungen grundsätzlich kein Zwischenschritt oder Übergang einen *»scharfen Einschnitt«*[128] darstellt, widerlege nicht die Möglich- und Notwendigkeit einer differenzierenden Abgrenzung; es handele sich insoweit um einen Fehlschluss, der seit der Antike unter der Bezeichnung des »Sorites-(Haufen-)Paradoxons«[129] bekannt sei.[130] Die Tatsache, dass es sich bei der Entwicklung des menschlichen Lebens um ein Kontinuum handele, hindere daher nicht daran, Grenzen zu ziehen und Entscheidungen zu treffen. Bedenklich sei zudem, wenn die Vertreter des Kontinuitätsarguments einerseits behaupteten, dass die Kontinuität des Entwicklungsprozesses bei der Verschmelzung von Ei und Samenzelle einer scharfen Abgrenzung und der Feststellung des *Beginns* des Lebens nicht entgegenstünde, bei der Nidation oder der Individuation aber eine Abgrenzung trotz *ebenso* deutlicher Einschnitte ausschlössen.[131] Hinzu komme, dass gerade bei einem Embryo *in vitro* die Entwicklung als Mensch einen *aktiven* Eingriff eines Dritten, nämlich die Implantation durch den Arzt voraussetze.[132]

Auch das *Identitätsargument* wird heftig kritisiert.[133] Grundrechtsstatus

---

[126] Hermes 1987: 141; vgl. Geiger / von Lampe 1994: 22 mit dem Vorwurf des Zirkelschlusses. Siehe zur Kritik auch 72 f.

[127] Wolf 2005: 174; Heun 2002: 520; Merkel 2001: 473 ff.; Ipsen 2001: 994; vgl. Birnbacher 2004: 157; vgl. Gerhardt 2004: 147 ff.; vgl. Dreier / Dreier 2004: Art. 1 Abs. 1, Rn. 85.

[128] Darauf abstellend z. B. Bundesverfassungsgericht 1975: 37.

[129] Danach ist ein Sandkorn kein Sandhaufen, ein Korn mehr macht nicht und nie den entscheidenden Übergang zum Haufen aus, also kann es keine Sandhaufen geben. Trotzdem gibt es sie – obwohl nie gesagt werden kann, welches Sandkorn den Sandhaufen zu einem solchen werden lässt.

[130] Denninger 2003: 205; Merkel 2001: 474 f.; Heun 2002: 520; Rosenau 2003: 769.

[131] Heun 2002: 520; vgl. Haßmann 2003: 92, 99; vgl. Taupitz 2002b: 113 f.; Nüsslein-Volhard 2005: 41 f.: »Biologisch gesehen gibt es kaum etwas Diskontinuierlicheres in einer Entwicklung als einen solchen Vorgang, bei dem sich der Embryo in direkten zellulären Kontakt mit einem anderen Organismus begibt.«; vgl. Woopen 2007: 21 f.

[132] Nationaler Ethikrat 2004: 70 (Position B); Ipsen 2001: 994; vgl. Gerhardt 2004: 150.

[133] Nationaler Ethikrat 2004: 70 f. (Position B); Hufen 2004b: 1012; Dreier / Dreier 2004: Art. 1 Abs. 1, Rn. 85; Heun 2002: 521 ff.; Merkel 2001: 491 ff.; Steinvorth 2002: 165 ff.; Rosenau 2003: 768 f.; Gerhardt 2004: 150 ff.; vgl. Kaminsky 1998: 96; Schroth 2002b: 176.

komme nur Individualpersonen zu; nicht das menschliche Leben allgemein, sondern einzelnes menschliches Leben werde geschützt; daraus folge, dass *individuelles* und *identisches* menschliches Leben bestehen müsse, um Grundrechtsschutz zuordnen zu können.[134] Das Lebensrecht im juristischen (wie im moralischen) Sinn könne daher frühestens mit Abschluss der Implantation (Nidation) nach der morphologischen Ausdifferenzierung des Embryoblasten und nach der *Individuation* am Ende der zweiten Woche bzw. zu Beginn der dritten Woche bejaht werden.[135] Auch mit der These von der Einheit von Leib und Seele lasse sich nichts anderes begründen, da es *vor* der Individuation gerade an einem identischen biologischen Organismus fehle. Die einzige Identitätsbrücke, die auch den Zeitpunkt vor der Individuation erfassen würde, sei die – allerdings untaugliche – *genetische* Identität; untauglich deshalb, weil der Mensch nur partiell durch seine genetische Identität festgelegt sei; darüber hinaus sei er unstreitig mehr als die Summe seiner Gene;[136] anderenfalls könnten eineiige Zwillinge nicht verschiedene Individuen und Grundrechtsträger sein.[137] Solange die Teilungsmöglichkeit besteht, könne nicht behauptet werden, dass ein bestimmter (potenzieller) Mensch getötet werde.[138] Eine Vielzahl von Individuen sei kein einzelnes Individuum.[139] Vor der Implantation (Nidation) und *Individuation* sei ein individueller Mensch mit Grundrechtsstatus daher nicht vorhanden;[140] dem (Pre)embryo komme deshalb das Recht auf Leben *weder* in einem *objektiven noch* in einem *subjektiven* Sinn zu.[141]

Ebenfalls kritisiert wird das *Potenzialitätsargument*.[142] Die Gleichstel-

---

134 Heun 2002: 521.

135 Vgl. Heun 2002: 520, 522 mit weiteren Nachweisen zur Embryonalentwicklung in Fn. 44; vgl. Vossenkuhl 2002: 168; vgl. Dreier / Dreier 2004: Art. 1 Abs. 1, Rn. 85.

136 Dreier 2002a: 25; Heun 2002: 521; dies akzeptiert auch die Mindermeinung im Nationalen Ethikrat; vgl. Nationaler Ethikrat 2001: 5. 2. 1.

137 Heun 2002: 521; vgl. Rosenau 2003: 768 f.; vgl. Steinvorth 2002: 173.

138 Heun 2002: 521.

139 Individuum ist abgeleitet von lat. *indivisum* – ungeteilt. Heun 2002: 521; Dreier / Dreier 2004: Art. 1 Abs. 1, Rn. 83 spricht von einem *Dividuum;* so auch Haßmann 2003: 96 f.; vgl. Sachs / Murswiek 2007: Art. 2, Rn. 145 a; Green 2001: 55. Er könne nicht verstehen, »wie man vom Beginn eines menschlichen Individuums sprechen könne, wenn man kein Individuum habe.« Vor dem 14. Tag zeige der Embryo keinerlei Individualisierung; Zwillingsbildung könne auftreten; man könne Embryonen wieder fusionieren; in dieser frühen Phase gebe es keinerlei Zelldifferenzierung.

140 Haßmann 2003: 101 ff., 269.

141 Heun 2002: 523.

142 Birnbacher 2004: 156 f.; Haßmann 2003: 99 f.; Dreier / Dreier 2004: Art. 1 Abs. 1, Rn. 85; Gerhardt 2004: 153 ff.; Heun 2002: 520 f.; Merkel 2001: 476 ff.; Kaminsky 1998: 101; Schroth 2002b: 175 f.; Harris 1995: 39 f.

lung des *potenziellen, späteren* Status mit der *aktuellen Position* stehe verfassungsrechtlich im Widerspruch zu der Intention der Verfassung, konkrete Schutzgarantien für konkrete Subjekte zu begründen.[143] Es sei nicht ersichtlich, warum *potenzielles Sein* / potenzielle Personen wie *aktuelles Sein* / aktuelle Personen geschützt werden sollte(n).[144] Auch aus *biologischer* Sicht sei es zweifelhaft, ob die befruchtete Eizelle tatsächlich *aktive Potenz* im obigen Sinne besitze, da neuere embryologische Erkenntnisse zeigten, dass es offenbar von der Einnistung abhänge, ob *zusätzliche* Faktoren ihre Wirkung aufnähmen, die *nicht* zu dem bereits *vorhandenen* genetischen Programm des Embryos gehörten, sondern epigenetisch einwirkten; diese seien offenbar Voraussetzung dafür, dass es zu einer *weiteren* Entwicklung des Embryos komme; gemeint sind insbesondere Signale, die der Embryo erst durch die Wechselwirkung mit dem mütterlichen Organismus empfängt.[145]

2.2.1.3 Lebensrecht des Embryos ab einem bestimmten Zeitpunkt

Eine weitere Auffassung geht davon aus, dass das (Grund)recht auf Leben *erst ab einem bestimmten Zeitpunkt nach der Befruchtung* beginnt. Erst ab einem bestimmten Zeitpunkt nach der Befruchtung falle der Embryo in den *sachlichen und persönlichen* Schutzbereich des Art. 2 Abs. 2 Satz 1 GG. Angeknüpft wird an verschiedene Zäsuren in der Ontogenese bzw. an bestimmte moralische Kriterien, zumeist an den Begriff der Person, wobei jedoch ein anderer Personenbegriff verwandt wird, als von den Vertretern der unter 2.2.1.2 dargestellten Position; es handelt sich in der Regel um die sogenannte *Nichtäquivalenztheorie:* danach ist *nicht* jeder Mensch zugleich »Person«.

Nach Auffassung einiger Autoren ist der Schutzbereich des Art. 2 Abs. 2 Satz 1 GG erst ab der *Nidation* (bei »natürlicher« Befruchtung ca. am 13. / 14. Tag nach der Befruchtung abgeschlossen) eröffnet.[146] Dafür spreche, dass der Embryo bei »natürlicher« Befruchtung erst ab diesem Zeitpunkt eine reale Lebenschance habe, da ein beträchtlicher Prozentsatz

---

[143] Heun 2002: 521; vgl. Dreier 1995: 1039.

[144] Nationaler Ethikrat 2003: 3 (Mehrheitsvotum); Dreier, Art. 1 Abs. 1, Rn. 85; Wolf 2005: 175; Middel 2006: 105.

[145] Sachs / Murswiek 2007: Art. 2, Rn. 145a f.; Nüsslein-Volhard 2001; vgl. Kummer 2002: 154 f., der allerdings auf den weiteren Forschungsbedarf hinweist.

[146] Klopfer 2006: 73 ff., 102 f.; Rosenau 2003: 772 f., 775; Maunz / Dürig / Di Fabio 2008: Art. 2 Abs. 2, Rn. 24 ff., 30; siehe auch Sachs / Murswiek 2007: Art. 2, Rn. 145b, der auf den siebenten Tag und somit den Beginn der Einnistung abstellt; vgl. auch Nüsslein-Volhard 2001.

befruchteter Eizellen im normalen biologischen Ablauf nie zur Nidation gelangt oder kurz nach der Nidation in einem spontanen Abort endet. Insgesamt kämen nur ca. 30 % der befruchteten Eizellen in vivo zur Lebendgeburt.[147] Hingewiesen wird auch an dieser Stelle auf die besondere Bedeutung der für die weitere Entwicklung so wichtigen, *von der Mutter* kommenden Faktoren.[148]

Insbesondere *Werner Heun*[149] ist der Auffassung, der Embryo falle frühestens mit der *Individuation* in den sachlichen und persönlichen Schutzbereich des Art. 2 Abs. 2 Satz 1 GG; davor könne der Embryo das Recht auf Leben *weder* in einem *objektiven noch* in einem *subjektiven* Sinn beanspruchen; eine Schutzpflicht des Staates bestehe daher bis zum 14. Tag nicht; die Vorstellung, dass durch Grundrechte etwas geschützt werde, das materiell (noch) gar nicht Grundrechtsträger sein könne, sei dogmatisch kaum nachvollziehbar[150].

In Parallele zu der in der Medizin vorherrschenden Hirntodkonzeption (vgl. § 3 Abs. 2 Transplantationsgesetz (TPG): endgültiger, nicht behebbarer Ausfall der Gesamtfunktion des Großhirns, Kleinhirns und des Hirnstammes) wird teilweise der *Beginn der Hirntätigkeit* als maßgeblicher Zeitpunkt für die Zuerkennung des Rechts auf Leben gesehen.[151] Der 57. Tag böte sich als relevante Zäsur an, da mit diesem Zeitpunkt erstmals organspezifische Zellen vorhanden seien, aus denen später funktionierendes Organleben entstehe, auch wenn die Hirn*aktivität* erst nach dem 70. Tag beginne; insofern sei ein »ethisches Sicherheitsnetz« angebracht.[152]

Einige Autoren vertreten die These, nur *Interessen* bzw. bestimmte *Eigenschaften* könnten die Zuerkennung subjektiver Rechte rational begründen. Der Begriff des subjektiven Rechts wird analytisch mit dem des Schutzes und dieser mit dem der Verletzbarkeit seines Inhabers verknüpft.[153] Ein Wesen, das bestimmte Interessen / Eigenschaften nicht haben kann,

---

[147] Hescheler / Feld 2003: 14; Kummer 2002: 149; Schmidt-Jortzig 2003: 23 spricht sogar von nur 10 %.

[148] Sachs / Murswiek 2007: Art. 2, Rn. 145a f.; Nüsslein-Volhard 2001; vgl. Kummer 2002: 154 f., der allerdings auf den weiteren Forschungsbedarf hinweist.

[149] Heun 2002: 519, 522 f.; vgl. auch Steinvorth 2002: 175 f., der den Begriff der Gastrulation verwendet.

[150] Merkel 2002a: 186 f.

[151] Hofmann 1990: 119 spricht vom 35. Tag als Beginn der Gehirnfunktionen; Sass 1994: 160 ff.; Joerden 2003: 45 ff.; als Zeitpunkt nennt Joerden »etwa das Ende des zweiten Monats nach der Empfängnis»(2003: 62).

[152] Sass 1994: 171 ff.; siehe auch Schmidt 1991: 89 mit weiteren Nachweisen.

[153] Merkel 2001: 444; 2002a: 191; vgl. Höfling 2001: 12 f.

könne auch kein subjektives Recht auf Nichtverletzung oder auf Berücksichtigung solcher Interessen / Eigenschaften haben.[154] Dieser Ansatz wird häufig als *Nichtäquivalenztheorie* bezeichnet; tragendes Element ist die begriffliche und normative *Trennung* von Mensch und Person.[155] Ein Mensch zu sein bedeutet aus dieser Perspektive nichts weiter als die Zugehörigkeit zu der biologischen Spezies Homo Sapiens.[156] Zentrale Bedeutung kommt dem Begriff der Person zu; nur Personen haben (moralische) Rechte, insbesondere ein Recht auf Leben; wer Person ist, hängt von bestimmten Interessen bzw. Eigenschaften ab.[157] Das Menschsein ist dagegen keine relevante Bedingung für die Zubilligung des Lebensrechts. Ob bzw. ab wann der Embryo eine Person ist, ist umstritten.

Zum Teil wird davon ausgegangen, ein Lebensrecht könne nur solchen Wesen eingeräumt werden, die ein *individuelles Interesse an ihrem Weiterleben* haben: Dies seien Personen; maßgebliches Kriterium für das Vorliegen einer Person sei daher die *Fähigkeit*, *irgend etwas* als *künftiges* Ereignis zu wünschen.[158] Voraussetzung für *zukunftsbezogene* Wünsche sei ein Wissen von der eigenen Existenz als identisch bleibendes Individuum im Zeitablauf;[159] Zeit- und Selbst- / Ichbewusstsein, also bestimmte *kognitive* Fähigkeiten, seien daher die eigentlichen Gründe für die Einräumung eines Lebensrechts.[160] Töte man solch eine Person, durchkreuze man damit ihre Wünsche für die Zukunft.[161]

Die Vertreter der »Wunschtheorie« sind sich weitestgehend einig, dass weder Embryonen noch Neugeborene diese Voraussetzungen erfüllen; ein prinzipielles, unter dem Aspekt ihrer *eigenen* Interessen zwingendes Verbot der Tötung von Embryonen, Föten und Neugeborenen könne folglich nicht begründet werden.[162] Allerdings wird die *ethisch* begründete Einschätzung von Säuglingen als Nichtpersonen in *rechtlicher* Hinsicht teilwei-

---

[154] Merkel 2001: 441 mit weiteren Nachweisen; vgl. Leist 1990: 141.

[155] Höfling 2001: 11; Singer 1999: 119 ff.; gute Übersicht unterschiedlicher Ansatzpunkte bei Braun 2000: 108 ff.; Rager 1996: 254 ff.

[156] Kipke 2001: 17; Singer 1999: 82 ff., 121 ff., 196; vgl. Hoerster 1995: 55 ff.; Leist 1990: 61 ff.

[157] Teilweise wird jedoch auch auf den Personenbegriff verzichtet und die Zuschreibung des moralischen Status von Menschen allein von den relevanten Eigenschaften / Interessen abhängig gemacht; der Begriff der Person fungiert insoweit nur als abkürzendes Symbol für das Ensemble der *sachlich entscheidenden* Kriterien; siehe Merkel 2001: 454; Leist 1990: 77 f.

[158] Merkel 2001: 455; Hoerster 1995: 73 f., 76 ff.

[159] Hoerster 1995: 75; Merkel 2001: 455 f.

[160] Merkel 2001: 456; Singer 1999: 129 ff.; vgl. Harris 1995: 47.

[161] Singer 1999: 123; Harris 1995: 48.

[162] Hoerster 1995: 79 f., 87 f.; Singer 1999: 218 ff.; anderer Ansicht: Merkel 2001: 506, 509, 511.

se wieder zurückgenommen und die *Geburt* als rechtlich maßgebliche Zäsur für ein Tötungsverbot vorgeschlagen.[163]

Eine wichtige Rolle spielt ferner das Kriterium der *Empfindungsfähigkeit*. Empfindungsfähigkeit wird als *notwendiges* Kriterium für Lebensinteressen angesehen;[164] sie liege etwa ab der 20. Schwangerschaftswoche vor. Umstritten ist, ob bereits mit Eintritt der Empfindungsfähigkeit ein *subjektives Recht* auf Leben zu bejahen ist, diese also *nicht nur notwendiges*, sondern auch *hinreichendes* Kriterium für Lebensinteressen ist.[165] Einigkeit besteht nur insoweit, als dass *vor* diesem Zeitpunkt eigene Interessen des Embryos nicht gegeben sind.[166]

Auch diese Ansätze sind vielfacher *Kritik* ausgesetzt. Gegen die *Nidation* als Beginn rechtlich schützenswerten Lebens wird insbesondere eingewandt, dass das Argument der verschwenderischen *natürlichen* Embryonenselektion bis zu diesem Zeitpunkt den Unterschied zwischen Naturgeschehen und menschlichen Handlungen verkenne.[167]

Gegen die *Individuation* wird eingewandt, dass eine Festlegung auf diesen Zeitpunkt ebenso willkürlich sei wie auf den Zeitpunkt der Nidation.[168] Es sei bedenklich, aus einem selten vorkommenden Geschehen wie der Entstehung eineiiger Zwillinge eine generelle Regelung abzuleiten.[169] Es mute geradezu absurd an, einem Individuum das Lebensrecht mit der Begründung abzusprechen, es könnten aus ihm noch zwei Individuen erwachsen.[170] Dem wird entgegen gehalten, die Aussage sei zirkulär. Denn es stelle sich ja gerade die Frage, *ob* denn bereits *ein Individuum vor* dem Zeitpunkt der Individuation vorliege.[171]

Kritisiert wird auch die Auffassung, den *Beginn des Hirnlebens* in Parallele zur Hirntodkonzeption als maßgebliche Zäsur für die Zuerkennung des Rechts auf Leben anzusehen. Der Hirnlebensbeginn sei kein unver-

---

163 Singer 1999: 218 ff.; Hoerster 1995: 128 ff., insbesondere 140; siehe zu dem *dahinter* stehenden Konzept der »Ideal- und Praxisnorm« Kaminsky 1998: 133 mit weiteren Nachweisen.

164 Merkel 2001: 460; Leist 1990: 141; Singer 1999: 85.

165 Bejahend Kopernock 1997: 114 ff., 121; Leist 1990: 147, 158 f., (159: ab Empfindungsfähigkeit gleicher Lebensschutz wie Erwachsener); verneinend Hoerster 1995: 92 (»kein eigentliches *Recht* auf Leben«); vgl. Merkel 2001: 461 ff.; Singer 1999: 123 ff.; gute, knappe Darstellung bei Braun 2000: 108 ff.

166 Kopernock 1997: 115; Leist 1990: 141 f., 147 f., 158; vgl. Merkel 2001: 460.

167 Schmidt 1991: 95 f.; Isensee 2002: 60.

168 Giwer 2001: 69.

169 Vgl. Schmidt 1991: 96; Böckenförde-Wunderlich 2002: 176.

170 Sacksofsky 2001: 15; in diese Richtung auch Böckenförde-Wunderlich 2002: 176.

171 Middel 2006: 113.

rückbarer Anfangspunkt wie der Hirntod ein Endpunkt sei.[172] Im Übrigen sei gerade die *Anlage* menschlichen Lebens, ein Hirn zu entwickeln, der Schutzgrund.[173]

Vor allem die Auffassungen, die ein Lebensrecht von der *Interessen- bzw. Empfindungsfähigkeit / den Eigenschaften* abhängig machen, werden scharf kritisiert. Wenn man ein Recht auf Leben von der Voraussetzung abhängig mache, aktuelle Interessen haben zu können, müsse man konsequenterweise auch Unzurechnungsfähigen, schwerst geistig Behinderten und irreversibel Komatösen ein Recht auf Leben absprechen; damit wäre der Euthanasie bezüglich »lebensunwerter« Menschen Tür und Tor geöffnet.[174] Eine derartige Sichtweise widerspreche nicht nur dem historischen Gesetzgeber[175], sondern auch Art. 3 Abs. 3 Satz 2 GG, der festlegt, dass jedenfalls *geborene* Menschen[176] nicht aufgrund ihrer Behinderung rechtlich benachteiligt werden dürfen.[177] Kritisiert wird ferner der Versuch einiger Autoren, den Konsequenzen ihres Ansatzes dadurch zu entgehen, dass sie *entgegen* ihrer *ethischen* Prämissen die Geburt als *rechtlich* relevanten Zeitpunkt für die Zuerkennung eines Lebensrechts vorschlagen.[178] Damit werde ein Paradebeispiel für eine Willkürentscheidung geliefert.

Ferner sei es unter dem Aspekt der Rechtssicherheit zumindest in *rechtlicher* Hinsicht sehr fragwürdig, ein so fundamentales Recht wie das Lebensrecht an derart *vage* Kriterien wie Lebensinteresse, Empfindungsfähigkeit oder bestimmte Eigenschaften zu knüpfen.

2.2.1.4 Konzeptionen eines abgestuften Lebensschutzes

Die vierte Grundposition lässt sich dahingehend zusammenfassen, dass Art. 2 Abs. 2 Satz 1 GG zwar *von Anfang an (Befruchtung)* einschlägig ist, der *»volle« Grundrechtsschutz* des Art. 2 Abs. 2 Satz 1 GG – der dem eines geborenen Menschen gleichkommt – aber *erst ab einem bestimmten Stadium* zugesprochen wird *(»gestufter Schutz«)*. Dabei ist nicht immer eindeutig feststellbar, ob der Embryo bis zu diesem Zeitpunkt »nur« durch den *ob-*

---

172 Giwer 2001: 69; kritisch auch Rosenau 2003: 772 f.

173 Von Mangoldt / Klein / Starck / Starck 2005: Art. 1 Abs. 1, Rn. 18.

174 Giwer 2001: 75 f.; vgl. Maunz / Dürig / Dürig 1994: Art. 2 Abs. 2, Rn. 10 f.; Limbeck 2006: 183.

175 Das heißt vorliegend: dem Willen der Verfasser des Grundgesetzes.

176 Zur Frage, ob der *Embryo* in den Schutzbereich des Art. 3 Abs. 3 GG fällt, siehe oben Abschnitt 2.2.2.

177 Giwer 2001: 75 mit weiteren Nachweisen.

178 Giwer 2001: 76.

jektiv-rechtlichen Gehalt[179] des Art. 2 Abs. 2 Satz 1 GG geschützt werden soll oder bereits Träger eines subjektiven Rechts ist. Zum Teil wird die Grundrechtsträgerschaft des Embryos bezüglich Art. 2 Abs. 2 Satz 1 GG auch ausdrücklich abgelehnt.[180] Weitestgehend Einigkeit besteht allerdings dahingehend, dass menschliches Leben in jedem Stadium wertvoll und schutzwürdig ist; mit der Verschmelzung von Ei und Samenzelle entstehe Leben in Sinne des Art. 2 Abs. 2 Satz 1 GG; dieses Leben sei mit zunehmender Entwicklung zunehmend schutzwürdig.[181]

So geht etwa der *Nationale Ethikrat* in seiner Stellungnahme zum Stammzellenimport *mehrheitlich* davon aus, dass sich ein »absoluter« Lebensschutz des frühen embryonalen Lebens aus der Verfassung nicht ableiten lasse; die *Rechtsträgerschaft* sei eine wesentliche Voraussetzung für die Teilhabe am *vollen* Umfang des Lebensschutzes.[182] Dem Embryo komme ein anderer Status als dem geborenen Menschen zu; Grundrechtsträger im verfassungsrechtlichen Sinn könnten nur bereits individuierte Subjekte sein; bis zur Ausbildung des Primitivstreifens könnten aus dem embryonalen Zellverband jedoch noch eineiige Mehrlinge hervorgehen, sodass ein individueller Mensch, der allein als Träger von Grundrechten in Betracht komme, noch nicht vorliege.[183] Mehrheitlich wird daher eine Abstufung des Schutzes vorgeburtlichen Lebens bejaht.[184] Dies gelte selbst dann, wenn man den grundgesetzlichen Lebensschutz bereits mit dem Zeitpunkt der Verschmelzung von Ei und Samenzelle beginnen lasse, da dies nicht

---

179 Nach herrschender Meinung »enthalten die grundrechtlichen Verbürgungen nicht lediglich subjektive Abwehrrechte des Einzelnen gegen die öffentliche Gewalt, sondern stellen zugleich objektiv-rechtliche Wertentscheidungen der Verfassung dar, die für alle Bereiche der Rechtsordnung gelten und Richtlinien für Gesetzgebung, Verwaltung und Rechtsprechung geben.«; vgl. Bundesverfassungsgericht 1958: 204 f.; 1975: 41 f.; 1978: 141 f.; 1979: 57; 1981: 73; 1987: 214; dazu Jarass 1985: 363 ff. Statt von Wertentscheidung spricht das BVerfG auch von Grundsatznormen, von objektiven Normen, objektiven Grundrechtsgehalten und ähnlichem, Jarass / Jarass 2007: Vorb. vor Art. 1, Rn. 3; Sachs / Sachs 2007: Rn. 29 vor Art. 1 mit weiteren Nachweisen.

180 Weck 2003: 81, 90 ff., 96; Ipsen 2001: 994 f.; Gerhardt 2004: 117, 120 ff., 136; Geiger / von Lampe 1994: 23 f.; ablehnend wohl auch Taupitz 2002b: 113 f.

181 Z.B. Seith 2007: 345; Hörnle 2003: 336 f.; Dederer 2002: 1 ff.; Schlink 2002: 13 ff.; Taupitz 2002b: 113 f.; Kloepfer 2002: 420 f.; Hufen 2002: 176 f.; 2001: 446 ff.; Dreier 2007: 267 ff.; 2002b: 379 ff.; 2002a: 21 f., 38; Ipsen 2001: 995; vgl. Woopen 2007: 21 f.; vgl. Spranger 2001: 270; vgl. Djie 2001: 38 f., 42, 116; vgl. Kirchhof 2002: 21, 27; vgl. Jarass / Jarass 2007: Art. 2, Rn. 82; Dreier / Schulze-Fielitz 2004: Art. 2 Abs. 2, Rn. 70; Geiger / von Lampe 1994: 23 f.; Lübbe 1989: 141 ff.; ausführlich Middel 2006: 115 ff.

182 Nationaler Ethikrat 2001: 5. 1.

183 Nationaler Ethikrat 2001: 5. 1. 1; Nationaler Ethikrat 2003: 3 (Mehrheitsvotum).

184 Nationaler Ethikrat 2001: 5. 1, 5. 1. 1, 5. 1. 2; Nationaler Ethikrat 2003: 3 (Mehrheitsvotum); Nationaler Ethikrat 2004: 77 (Position B).

ausschließe, dass der Gesetzgeber einen abgestuften vorgeburtlichen Lebensschutz auf den Gesetzesvorbehalt des Art. 2 Abs. 2 Satz 3 GG stütze.[185]

Auch in der *Literatur*[186] gibt es Stimmen, die die *Individuation* als den maßgeblichen Zeitpunkt für die Anerkennung eines *subjektiven Rechts* auf Leben ansehen. Bis zum Abschluss der *Individuation* sei der Embryo kein Individuum und damit kein Grundrechtsträger, sodass der *persönliche Schutzbereich* des Art. 2 Abs. 2 Satz 1 GG nicht eröffnet sei; bis dahin existiere ein bestimmter, unverwechselbarer Mensch nicht; der Embryo sei daher nicht »jeder« im Sinne des Art. 2 Abs. 2 Satz 1 GG.[187] Gleichwohl sei der *sachliche Schutzbereich* des Art. 2 Abs. 2 Satz 1 GG (spätestens) mit Abschluss der Befruchtung eröffnet. Dies deshalb, weil Art. 2 Abs. 2 Satz 1 GG mit dem Begriff des Lebens auf *natürliche Zusammenhänge* verweise, sodass es naheliege, den normativen mit dem deskriptiven Begriff des Lebens zu identifizieren. Daraus folge, dass der Embryo (spätestens) ab der Befruchtung – sei es in vivo oder in vitro – durch den *objektivrechtlichen* Gehalt des Art. 2 Abs. 2 Satz 1 GG geschützt werde; ein *subjektives Recht* auf Leben sei dagegen bis zur Individuation abzulehnen. Die Tatsache, dass der Embryo bis zur Individuation kein Grundrechtsträger sei, müsse eine erhebliche Relativierung des Lebensschutzes in dieser Phase zur Folge haben, denn im Mittelpunkt der Grundrechte stehe grundsätzlich das *Individuum;* sei ein solches Individuum aber nicht mehr oder noch nicht vorhanden, könne auch der Schutzumfang nicht der gleiche sein, wie wenn ein solches Individuum bereits vorläge.[188]

In der *Enquêtekommission »Recht und Ethik der modernen Medizin« des Deutschen Bundestages* bestand weitestgehend Einigkeit, dass der Embryo ein *subjektives Recht* auf Leben von Beginn an, d.h. ab dem Zeitpunkt der Verschmelzung von Ei und Samenzelle, hat.[189] Gleichwohl plädierte eine *Mindermeinung* für eine *sehr eng* begrenzte Zulassung der PID in Anleh-

---

185 Nationaler Ethikrat 2001: 5. 1. 1.; vgl. auch Bioethik-Kommission 1999: 51.

186 Middel 2006: 123ff.; Hofmann 1986: 258f.; vgl. Knoepffler 2000: 61; siehe auch Coester-Waltjen 1984: 235, die bis zur Nidation bzw. der Individuation von »latentem menschlichen Leben« spricht, dessen Schutz in der Mitte – zwischen realem und potenziellem Leben – anzusiedeln sei.

187 Zu Recht wird für die Frage der Grundrechtsträgerschaft verschiedentlich auf die Formulierung »jeder« im Sinne des Art. 2 Abs. 2 Satz 1 GG abgestellt: Weck 2003: 69ff.; Spiekerkötter 1989: 44; Lübbe 1989: 142, 146; anderer Ansicht aber das Bundesverfassungsgericht 1975: 37, 41, das der Auffassung ist, der Embryo sei zwar »jeder« im Sinne der Norm, gleichwohl aber die Frage der Grundrechtsträgerschaft offen lässt.

188 Ausführlich Middel 2006: 123ff. mit weiteren Nachweisen.

189 Enquêtekommission 2002: 108 »[…] in *dessen* Verfassungsrechte […]« (aus dem Zusam-

nung an die Indikationslage beim Schwangerschaftsabbruch.[190] Daraus folgt, dass sie den Embryo jedenfalls im frühesten Stadium für weniger schutzwürdig hält als einen geborenen Menschen.

Teilweise wird auch von einer *Vorwirkung* des Lebensgrundrechts ausgegangen: Es erscheine gerechtfertigt, auch dem werdenden Menschen bzw. den embryonalen Zellen gewissermaßen *vorwirkend* den Schutz des Lebensgrundrechts zukommen zu lassen.[191] Es handele sich letztlich um grundrechtliche *Entstehenssicherung*.[192] Vieles spreche dafür, diesen Grundrechtsschutz als Schutz von *Quasi-»Grundrechtsanwartschaften«* zu sehen.[193] Dabei sei der *»Anwartschaftsschutz«* jedenfalls nicht so stark anzusetzen wie das Leben geborener Menschen.

Auch die Konzeptionen eines abgestuften Lebensschutzes werden teilweise scharf *angegriffen*. Kritisiert wird, dass die Stufung des Lebensschutzes vor der Geburt dem Charakter des Rechts auf Leben als Menschenrecht (»jeder«) zuwiderlaufe.[194] Der verfassungsrechtlichen Dogmatik sei die Figur eines »verringerten Rechts« unbekannt.[195] Es bestehe die Gefahr einer *willkürlichen* Einschränkung des Lebensschutzes, die den Lebensschutz als solchen zu zerstören vermöge.[196] Insbesondere wenn man anerkenne, dass der Embryo vom Zeitpunkt der Befruchtung an Menschenrechtsträger und damit auch Träger des Grundrechts aus Art. 2 Abs. 2 Satz 1 GG sei, gäbe man den Grundsatz, jeder Mensch im Sinne des Grundgesetzes sei gleich viel wert, preis.[197]

Ein Konzept des abgestuften Schutzes widerspreche zudem der Rechtsprechung des BVerfG zum Schwangerschaftsabbruch, wonach sich jegliche Differenzierung in der Schutzpflicht des Staates anhand des Entwicklungsstandes des ungeborenen Lebens verbiete.[198] Dagegen wird allerdings wiederum eingewandt, dass das Gericht – entgegen den eigenen Prämissen

---

menhang folgt, dass es sich um die Verfassungsrechte des Embryos handelt), 111 ff.; ebenso Kirchhof 2002: 21 ff., 32.

190 Enquêtekommission 2002: Minderheitsvotum, 107 ff.; ebenso Kirchhof 2002: 32 f., 35.

191 Ausführlich zu den unterschiedlichen »Vorwirkungskonstruktionen« Hartleb 2006: 672 ff.

192 Hoyer 2002: 91; ähnlich Geiger / von Lampe 1994: 23 f.

193 Kloepfer 2002: 420.

194 Lübbe 1989: 145 f.; Böckenförde 2001: 115; kritisch auch Iliadou 1999: 172.

195 Giwer 2001: 77; in diese Richtung auch Merkel 2001: 462 f.

196 Schneider 2002: 160; Böckenförde 2001: 115; Giwer 2001: 77, 115.

197 Müller-Terpitz 2006: 37 f.; Haßmann 2003: 88 f.; vgl. Schneider 2002: 160 f.; Lübbe 1989: 145 f.; kritisch auch Merkel 2001: 462 f.

198 Koenig et al. 2003: 186.

– letztlich *selbst* einen gestuften Schutz akzeptiere, der sich an der fortschreitenden Entwicklung des Embryos orientiert.[199]

2.2.2 Diskriminierung des Embryos wegen einer Behinderung (Art. 3 Abs. 3 Satz 2 GG)

Auch wird die Auffassung vertreten, dass die PID an Art. 3 Abs. 3 Satz 2 GG zu messen sei. Gemäß Art. 3 Abs. 3 Satz 2 GG darf niemand wegen seiner Behinderung benachteiligt werden.

Im Zusammenhang mit der PID stellt sich das Problem, dass zum Zeitpunkt der Diagnose / Verwerfung trotz der Genommutation / Chromosomenstörung eine *Funktionsbeeinträchtigung* und damit eine Behinderung[200] grundsätzlich nicht vorliegt. Ob bereits die genetischen Anlagen zu einer *potenziellen* Behinderung unter den Behindertenbegriff des Art. 3 Abs. 3 Satz 2 GG subsumiert werden können, wird unterschiedlich beurteilt.[201]

Doch selbst wenn man den Begriff der Behinderung in Art. 3 Abs. 3 Satz 2 GG sehr weit fasst und ein Benachteiligungsverbot auch auf Personen erstreckt, die – insbesondere aufgrund bereits *existenter genetischer Anlagen* zu *potenziellen Krankheiten* – von einer Behinderung »lediglich« *bedroht* sind, ist umstritten, ob Art. 3 Abs. 3 Satz 2 GG überhaupt auf Embryonen, insbesondere vor der Individuation, anwendbar ist. Dagegen wird eingewandt, dem stehe der Gesetzeszweck entgegen. Art. 3 Abs. 3 Satz 2 GG sei von seiner Konzeption her auf die Verhinderung gesellschaftlicher Diskriminierung *geborener* Menschen ausgerichtet. Sinn und Zweck der Norm sei es, Individuen mit einer Behinderung vor Benachteiligungen wegen dieser Behinderung zu schützen; nicht aber jede Form menschlichen Lebens mit genetischen Anomalien.[202]

---

199 Siehe dazu oben Abschnitt 2.2.1.1.

200 Zur Definition des Begriffs »Behinderung« siehe Bundesverfassungsgericht 1997: 301; Sachs / Osterloh 2007: Art. 3, Rn. 309.

201 Bejahend: Giwer 2001: 121; von Mangoldt / Klein / Starck / Starck 2005: Art. 3 Abs. 3, Rn. 419.

202 Schmidt-Jortzig 2003: 36; vgl. Müller-Terpitz 2006: 34f.; vgl. Sachs / Osterloh 2007: Art. 3, Rn. 308, Fn. 684; vgl. Enders 2003: 673; ausführlich Middel 2006: 133ff.; anderer Ansicht: Arndt 2004: 151; Böcher 2004: 145f.; Schneider 2002: 191ff.; ausführlich Böckenförde-Wunderlich 2002: 207ff. mit weiteren Nachweisen; Beckmann 2001: 172; Röger 2000: 68; Eibach 2001: 210; Giwer 2001: 121ff.; Isensee 2002: 77; Enquêtekommission 2002: 111 (Mehrheitsvotum).

2.2.3 Die Menschenwürde (Art. 1 Abs. 1 GG) des Embryos

Heftig umstritten ist ferner, ob der Embryo in den Schutzbereich des Art. 1 Abs. 1 GG fällt[203] und ob die PID – selbst wenn dies der Fall sein sollte – einen Eingriff und damit zugleich eine Verletzung dieses Grundrechts[204] darstellt.

Gemäß Art. 1 Abs. 1 GG ist die Würde des Menschen *unantastbar.* Art. 1 Abs. 1 Satz 2 GG verpflichtet alle staatliche Gewalt, die Würde des Menschen zu achten und zu schützen. Der Menschenwürdesatz ist bindend für alle Träger staatlicher Gewalt und normiert ausdrücklich eine Schutzpflicht. Die Menschenwürde gilt als »höchster Rechtswert«[205] im grundgesetzlichen »Wertsystem«[206] als wichtigste Wertentscheidung des Grundgesetzes,[207] als eines der »tragenden Konstitutionsprinzipien«[208]. Gleichwohl bereitet es erhebliche Schwierigkeiten, den Schutzbereich dieser Norm rechtlich zu definieren – u.a., weil der Menschenwürdesatz positivierte Verfassungsnorm in einer religiös-weltanschaulich *neutralen* Rechtsordnung ist.[209] Hinsichtlich der *positiven* Umschreibung des Schutzbereichs lassen sich gleichwohl drei Hauptauffassungen feststellen: Der Würde als *Wert* wird Würde als *Leistung* gegenübergestellt; ein dritter Ansatz versteht Würde als *Relations- oder Kommunikationsbegriff.*[210]

---

203 Siehe u.a. Böcher 2004: 148 ff.; Herdegen 2001: 773 f.; Dreier / Dreier 2004: Art. 1 Abs. 1, Rn. 66 ff., 81 ff.; Heun 2002: 517 ff.; von Münch / Kunig / Kunig 2000: Art. 1, Rn. 14, 32, 36 (Gentechnik, künstliche Befruchtung); Geddert-Steinacher 1990: 62 ff.; Merkel 2002a: 189.

204 Die Rechtsnatur der Norm ist umstritten: Gegen Grundrechtscharakter: z.B. Maunz / Dürig / Dürig 1994: Art. 1, Rn. 4, 13; Geddert-Steinacher 1990: 167 ff., insbesondere 172; Lorenz 2001a: 39 ff.; Dreier / Dreier 2004: Art. 1 Abs. 1, Rn. 128. Für Grundrechtscharakter z.B. Maunz / Dürig / Herdegen 2008: Art. 1 Abs. 1, Rn. 26; von Mangoldt / Klein / Starck / Starck 2005: Art. 1 Abs. 1, Rn. 28 ff.; von Münch / Kunig / Kunig 2000: Art. 1, Rn. 3, 29; Bundesverfassungsgericht 1952: 333, 343, 348; 1970: 157, 163; 1970: 263 f.; 1979: 256 ff.; 1982: 137; siehe auch Jarass / Jarass 2007: Art. 1, Rn. 3: »Die Gewährung der Menschenwürde steuert die Reichweite der nachfolgenden Grundrechte, mit der Folge, dass ein Betroffener regelmäßig jeden Verstoß gegen Art. 1 Abs. 1 geltend machen kann, auch wenn die Vorschrift kein Grundrecht enthält.« Die praktische Bedeutung der Frage sei daher eher gering; offen lassend Böckenförde-Wunderlich 2002: 155 f.

205 Bundesverfassungsgericht 1978: 163.

206 Bundesverfassungsgericht 1958: 205; 1979: 175.

207 Bundesverfassungsgericht 1971: 108; vgl. 1980: 357.

208 Bundesverfassungsgericht 1957: 36, 41; 1979: 175; 1977: 227; 1992: 228.

209 Vgl. Benda 2001: 2148; Kopernock 1997: 122; vgl. Bundesverfassungsgericht 1993: 252.

210 Zu den verschiedenen Würdekonzepten gibt Geddert-Steinacher 1990: 22 ff., 110 ff. einen guten Überblick; ebenso Middel 2006: 70 ff., 218 ff. mit weiteren Nachweisen; zur geistesgeschichtlichen Verankerung siehe die knappe Darstellung in von Mangoldt / Klein / Starck / Starck 2005: Art. 1 Abs. 1, Rn. 3 ff.; ebenso Dreier / Dreier 2004: Art. 1 Abs. 1, Rn. 54 ff.

Nach der »Leistungstheorie« ist das Entscheidende der Menschenwürde die Leistung der Identitätsbildung; der Mensch hat seine Würde dadurch, dass er sich selbstbestimmt und entsprechend verhält.[211]

Die insbesondere von *Hasso Hofmann* vertretene »Kommunikationstheorie« stellt im Wesentlichen auf die staatsstrukturelle Seite der Menschenwürdegarantie und ihre Verwurzelung im Gedanken mitmenschlicher Solidarität in einer konkreten Anerkennungsgemeinschaft ab.[212]

Nach der »Mitgifttheorie« definiert sich Menschenwürde als dem Menschen von Gott oder der Natur mitgegebener Wert; in ihrer *christlichen* Variante stellt sie unter entscheidender Berücksichtigung der imago-dei Vorstellung[213] auf die besondere Auszeichnung des Menschen im Rahmen der göttlichen Schöpfungsordnung ab.[214] Die *naturrechtlich-idealistische* Variante der »Mitgifttheorie« beruft sich dagegen weitestgehend auf *Immanuel Kant*. Die besondere Qualität des Menschen wurzelt in seiner Vernunft, seiner Fähigkeit zur freien Selbstbestimmung und sittlichen Autonomie.[215]

Die juristische Literatur enthält sich überwiegend theoretisch einseitiger Konsequenzen durch pragmatische Integration unterschiedlicher Theorieelemente. Methodisch hat sich daraus – auch in der Rechtsprechung – folgendes Vorgehen entwickelt: Statt auf eine positive Begriffsbestimmung zurückzugreifen, wird beim Verletzungsvorgang im Einzelfall[216] angesetzt und somit eine *negative* Interpretationsmethode gewählt. Es widerspricht der Würde des Menschen, ihn einer Behandlung auszusetzen, die seine Subjektqualität prinzipiell in Frage stellt.[217] Bei der Frage, welche Eigenschaften einen Vorgang als würdeverletzend qualifizieren, hat die von *Günter Dürig*[218] geprägte sogenannte Objektformel, die das BVerfG in ständiger Rechtsprechung[219] verwendet, wesentlichen Einfluss: Es widerspricht der menschlichen Würde, »wenn der konkrete Mensch zum Objekt, zu

[211] Luhmann 1999: 53ff. (insbesondere 57ff., 68ff.).

[212] Hofmann 1993: 363ff.; 1986: 258ff. Er weist darauf hin, dass sich unter dem Aspekt des Art. 1 Abs. 1 GG nur die Frage stellen könne, welchen Schutz wir dem ungeborenen Leben um *unserer* Selbstachtung willen schuldeten, 1993: 376; Zusammenfassung bei Dreier 2002a: 43f.

[213] Gemeint ist die christliche Vorstellung der Gottesebenbildlichkeit des Menschen.

[214] Hofmann 1993: 357ff.; knapp Pieroth / Schlink, Rn. 354ff.; vgl. auch von Mangoldt / Klein / Starck / Starck 2005: Art. 1 Abs. 1, Rn. 7.

[215] Kant, Grundlegung zur Metaphysik der Sitten, AA IV, 433ff. (1994: 57ff.).

[216] Koenig et al. 2003: 176; Herdegen 2001: 773; von Münch / Kunig / Kunig 2000: Art. 1 Abs. 1, Rn. 22; vgl. Rosenau 2003: 777.

[217] Bundesverfassungsgericht 1970: 26; 1979: 175; 1992: 228.

[218] Maunz / Dürig / Dürig 1994: Art. 1 Abs. 1, Rn. 28, 32.

[219] Siehe nur Bundesverfassungsgericht 1959: 95; 1969: 6; 1979: 175; 1992: 228.

einem bloßen Mittel, zur vertretbaren Größe herabgewürdigt wird«. Um die Objektformel nicht zur bloßen Leerformel,[220] zur Floskel[221], verkommen zu lassen, hat das BVerfG bereits im sogenannten Abhörurteil ausgeführt, dass die Objektformel nur die Richtung *andeuten* könne, in der Fälle der Menschenwürdeverletzung gefunden werden können; unter welchen Umständen eine Menschenwürdeverletzung vorliege, lasse sich immer nur in Ansehung des konkreten Falles feststellen.[222]

Ob und inwieweit Art. 1 Abs. 1 GG den Embryo schützt ist – wie bereits erwähnt – heftig umstritten. Inzwischen gibt es einen beinahe unüberschaubaren Meinungsstand, wann der Schutz der Menschenwürde einsetzt, wer Träger dieses Grundrechts ist und ob der Schutz gegebenenfalls relativierbar ist. Zwar besteht weitestgehend Einigkeit, dass ein Eingriff in die Menschenwürde immer zugleich eine Verletzung darstellt;[223] ob jedoch jede Form der Instrumentalisierung ein Eingriff ist, wird nicht einheitlich beantwortet und hängt u. a. von dem *inhaltlichen* Verständnis der Menschenwürde ab; auch das Abstellen auf den Verletzungsvorgang setzt notwendigerweise ein Vorverständnis des Verletzbaren voraus. Die im Zusammenhang mit dem Würdeschutz von Embryonen vertretenen Auffassungen lassen sich – ähnlich wie im Rahmen des Art. 2 Abs. 2 Satz 1 GG – in vier »Hauptpositionen« einteilen.

2.2.3.1 Die Rechtsprechung des Bundesverfassungsgerichts zum Schwangerschaftsabbruch

In beiden Entscheidungen zum Schwangerschaftsabbruch hat das BVerfG erwähnt, dass dort, wo menschliches Leben existiert, diesem auch Menschenwürde zukomme. Auf den Zeitpunkt, zu dem menschliches Leben entsteht, hat sich das Gericht jedoch nicht festgelegt. Insoweit wird auf die obigen Ausführungen verwiesen.[224]

Bereits im Zusammenhang mit Art. 2 Abs. 2 Satz 1 GG wurde u. a. die Inkonsequenz der Urteile angesprochen; hinsichtlich der Kritik kann daher ebenfalls auf die obigen Ausführungen verwiesen werden.[225]

220 Vgl. Hoerster 1983: 95.
221 Vgl. Höfling 1995: 860.
222 Bundesverfassungsgericht 1970: 25 f.
223 Siehe nur von Münch / Kunig / Kunig 2000: Art. 1 Abs. 1, Rn. 4; Höfling 1995: 860; Pieroth / Schlink, Rn. 365 mit weiteren Nachweisen; anderer Ansicht: Kloepfer 2002: 422 f.; Djie 2001: 112 f.; einschränkend auch Bioethik-Kommission 2006: 92, 101, 110.
224 Siehe dazu oben Abschnitt 2.2.1.1.
225 Siehe dazu oben Abschnitt 2.2.1.1.

Für die PID wird zudem immer wieder die zeitliche Dimension des Urteils betont: So heißt es in dem Urteil: »Entscheidungserheblich ist [...] nur der Zeitraum der Schwangerschaft. Dieser reicht nach den – [...] verfassungsrechtlich unbedenklichen – Bestimmungen des Strafgesetzbuches vom Abschluss der Einnistung des befruchteten Eies in der Gebärmutter (Nidation [...]) bis zum Beginn der Geburt.«[226] Beide Urteile beziehen sich schon in ihren Leitsätzen (»nur«) auf das »ungeborene«[227] bzw. das »sich im Mutterleib entwickelnde«[228] menschliche Leben. Betont wird daher, dass die Urteile keine Aussage darüber zuließen, wie das BVerfG den Grundrechtsstatus eines *in vitro* gezeugten Embryos beurteilen würde.[229]

2.2.3.2 Umfassende Schutzwürdigkeit des Embryos

Die Vertreter der zweiten Grundposition[230] gehen von dem grundlegenden Werturteil aus, dass dem Menschen (spätestens) vom Zeitpunkt der *Befruchtung / »Initialzündung«* an die Menschenwürde in vollem Umfang zukommt. *Jedem* Menschen komme Würde zu, weil er das Vermögen besitze, sittliches Subjekt, d.h. Subjekt selbst gesetzter und zu verantwortender Zwecke, kurz gesagt *»Person«* zu sein; Person zu sein, sei mithin der Grund der Würdezuschreibung.[231] Einziges Zuschreibungskriterium sei das des Menschseins, d.h. die Existenz eines leibhaften Individuums, dem dieses Vermögen als ihm zugehörig zugeschrieben werde (sogenannte Äquivalenztheorie).[232] Auch der ungeborene Mensch sei von Anfang an (spätestens mit Abschluss der Befruchtung / »Initialzündung«) als Person – jedenfalls als eine im Werden befindliche – zu betrachten; ihm komme daher der gleiche uneingeschränkte Menschenwürdeschutz zu wie dem ge-

---

226 Bundesverfassungsgericht 1993: 251f. mit Hinweis auf Bundesverfassungsgericht 1975: 37, wo auch die *Individuation* genannt wird.

227 Bundesverfassungsgericht 1993: 203.

228 Bundesverfassungsgericht 1975: 1.

229 Dreier 2002b: 382; Rosenau 2003: 770; vgl. Nationaler Ethikrat 2004: 74 (Position B); Middel 2006: 220f.; anderer Ansicht: Benda 2002: 176.

230 Z.B. Hillgruber 2008: 4; Kersten 2004: 488ff., 542ff., 564, 606, 608f.; Fülle 2007: 66ff.; Nationaler Ethikrat 2004: 52ff. (Position A); Böckenförde 2003: 811ff.; Böckenförde-Wunderlich 2003: 402, 405; 2002: 162ff., 206f., 219; Fraling 2003: 142ff., 146ff.; Koenig et al. 2003: XXIV, 157, 178f., 188; Beckmann 2003: 101; Nationaler Ethikrat 2003: Minderheitsvotum, 2. 4; Starck 2002: 1065ff. (mit ganz geringen Einschränkungen: 1072); Sacksofsky 2001: 48; grundsätzlich auch Isensee 2002: 62ff., 67; Nationaler Ethikrat 2001: 5. 2. 1; Laufs 2001: 204ff.

231 Baumgartner et al. 1997: 186, 239f. sowie 12 (Einleitung) und 382 (Glossar); Honnefelder 2003: 64ff.

232 Baumgartner et al. 1997: 218, 240.

borenen Menschen.[233] Die Begründung des Würdeschutzes menschlicher Embryonen erfolgt durch die Übertragung des Status vom geborenen auf den ungeborenen Menschen aufgrund der Identität und Kontinuität der Entwicklung, die vom ungeborenen zum geborenen Menschen führe; Identitäts- und Kontinuitätsargumente werden dabei in Kombination mit dem Potenzialitätsargument verwendet.[234]

Auch im Rahmen des Art. 1 Abs. 1 GG wird eine umfassende Schutzwürdigkeit des Embryos teils scharf *kritisiert*. Insoweit kann zunächst auf die Ausführungen im Zusammenhang mit Art. 2 Abs. 2 Satz 1 GG verwiesen werden.[235]

Insbesondere wird dieser Auffassung entgegengehalten, dass aufgrund der Möglichkeit zur Mehrlingsbildung bis zum Zeitpunkt der Individuation ein Individuum und somit ein Grundrechtsträger bezüglich Art. 1 Abs. 1 GG nicht vorhanden sei. Im Sinne der sogenannte Objektformel widerspreche es der menschlichen Würde, wenn der konkrete Mensch zum Objekt, zu einem bloßen Mittel, zur vertretbaren Größe herabgewürdigt werde;[236] es widerspreche der Würde des Menschen, ihn einer Behandlung auszusetzen, die seine Subjektqualität prinzipiell in Frage stelle.[237] Erkenne man somit an, dass das *Individuum, die Subjektqualität des Einzelnen,* im Mittelpunkt des Menschenwürdegedankens stehe,[238] scheide eine Menschenwürdeverletzung jedenfalls dort aus, wo ein solches Subjekt noch gar nicht vorhanden sei. *Wo kein Subjekt gegeben sei, könne es auch nicht zum Objekt gemacht werden.* Genauso stelle sich die Sachlage bis zum Zeitpunkt der *Individuation* dar: Aufgrund der Möglichkeit zur Bildung eineiiger Zwillinge liege etwas Unteilbares, ein Individuum, ein Grundrechtsträger nicht vor.[239] Ein konkretes Subjekt, das zum Objekt gemacht werden könne, sei bis zu diesem Zeitpunkt *nicht* gegeben. Sachlicher und persönlicher Schutzbereich gehörten *untrennbar* zusammen; das Subjekt bedinge den sachlichen Schutzbereich. Anders als »menschliches Leben« lasse sich die Menschenwürde des Einzelnen nicht losgelöst von ihrem

---

233 Sondervotum Reiter, Bioethik-Kommission 2006: 123 ff.; Böckenförde 2003: 810 ff.; Beckmann 2003: 101; Nationaler Ethikrat 2003: Minderheitsvotum, 2. 4; vgl. Isensee 2002: 62 f., 72 f.

234 Siehe ausführlich zum Kontinuitäts-, Identitäts- und Potenzialitätsargument die Ausführungen zu Art. 2 Abs. 2 Satz 1 GG, oben Abschnitt 2.2.1.2.

235 Siehe dazu oben Abschnitt 2.2.1.2.

236 Siehe nur Bundesverfassungsgericht 1959: 95; 1969: 6; 1977: 228 ff.; 1979: 175; 1992: 228.

237 Bundesverfassungsgericht 1970: 26; 1979: 175; 1992: 228.

238 Enders 2003: 667; Dreier / Dreier 2004: Art. 1 Abs. 1, Rn. 67, 117; 1995: 1039; von Mangoldt / Klein / Starck / Starck 2005: Art. 1 Abs. 1, Rn. 30; vgl. Haßmann 2003: 103 f.; vgl. Nida-Rümelin 2001; Hofmann 1986: 259.

239 Siehe dazu oben Abschnitt 2.2.1.2.

Träger denken. Ohne Träger sei schlichtweg nichts vorhanden, das in den Schutzbereich des Art. 1 Abs. 1 GG fallen könne. Ein naturwissenschaftlich greifbarer Sachverhalt wie das »menschliche Leben« sei bei der Menschenwürde nicht denkbar.[240]

2.2.3.3 Menschenwürde des Embryos ab einem bestimmten Zeitpunkt

Die dritte Position läuft darauf hinaus, dass der Embryo erst *ab* einem bestimmten Zeitpunkt *nach* der Befruchtung / »Initialzündung« dem Würdeschutz des Art. 1 Abs. 1 GG unterfällt. Als maßgebliche Zeitpunkte werden die Nidation,[241] die Individuation,[242] die Ausdifferenzierung des Gehirns,[243] die Geburt[244] sowie das Vorliegen von Interessen bzw. Empfindungsfähigkeit[245] genannt. Vor diesen Zeitpunkten gilt er als *nicht* oder nur *geringfügig* schutzwürdig, wobei der Schutz zumeist aus ethisch-moralischen Gründen gewährt wird; teilweise wird von Pietät,[246] Gattungssolidarität[247] oder einem »vormoralischen Status«[248] gesprochen. Anders als das kategorisch geltende subjektive Grundrecht sei diese *speziesbezogene* Menschenwürde in der Kollision mit gewichtigen individuellen Interessen vielerlei Einschränkungen fähig und bedürftig; sie könne und müsse gegen andere Interessen abgewogen werden. Sie schütze nicht den fundamentalen Status des Individuums, sondern ein normatives Bild der Menschheit von sich selbst.[249] Als vergleichbares Beispiel wird teilweise der Umgang mit menschlichen Leichen herangezogen.[250]

---

240 Ausführlich Middel 2006: 240 ff. mit weiteren Nachweisen.

241 Klopfer 2006: 73 ff., 103; Dederer 2002: 6 ff.; Schmidt-Jortzig 2003: 33.

242 Middel 2006: 240 ff.

243 Heun 2002: 522 ff.; Sass 1994: 171 ff.; siehe auch Schmidt 1991: 89 mit weiteren Nachweisen; ähnlich Hoyer 2002: 89 ff.

244 Hoerster 1995: 128 ff.; insbesondere 139 f.; Dreier 2002a: 41 ff.; Dreier / Dreier 2004: Art. 1 Abs. 1, Rn. 64, 66, 82; Gerhardt 2004: 117, 122, 132, 140, 142, 145, 160; siehe auch Braun 2000: 59 ff., die darlegt, dass jedenfalls in der *klassischen* Konzeption der Menschenrechte das Geborensein *nicht nur eine hinreichende*, sondern auch *eine notwendige Bedingung* für die Zuerkennung unveräußerlicher Menschenrechte bedeutet.

245 Im Rahmen des Art. 2 Abs. 2 Satz 1 GG wurden die unterschiedlichen Kriterien für das Vorliegen einer Person bereits dargelegt; sie gelten im Rahmen des Art. 1 Abs. 1 GG entsprechend; insoweit wird auf obige Ausführungen verwiesen, siehe oben Abschnitt 2.2.1.3; vgl. Nida-Rümelin 2001; vgl. Neidert 2002: 38.

246 Birnbacher 2004: 158; Kopernock 1997: 122 ff.

247 Merkel 2002a: 191; siehe dazu Höffe 2002: 78, der betont, die Solidarität beinhalte einen deutlich schwächeren Verpflichtungsgrund als die Menschenwürde.

248 Gerhardt 2004: 145.

249 Vgl. Merkel 2008: 3 ff.; siehe auch Kopernock 1997: 122 ff.

Einwände werden aus *verfassungsrechtlicher* Sicht insbesondere gegen das Anknüpfen an bestimmte Fähigkeiten oder Eigenschaften geäußert: Wolle man nicht bestimmte – insbesondere neugeborene oder schwer behinderte – Menschen von vornherein dem Schutz des Art. 1 Abs. 1 GG entziehen, seien Anknüpfungspunkte wie Interessen- oder Empfindungsfähigkeit bzw. das Vorliegen bestimmter Eigenschaften gefährlich.[251] Im Übrigen wurde die Kritik an den unterschiedlichen Ansätzen dieser Position bereits im Rahmen des Art. 2 Abs. 2 Satz 1 GG umfassend dargestellt.[252]

Gegen die Anerkennung einer »Würde der Menschheit«, einer »Gattungswürde«[253], wird eingewandt, dass ein *Menschheitswürdeverständnis* die Gefahr in sich berge, sich zu verselbständigen und – je nach Auffassung des Autors – eine bestimmte Ideologie zu schützen.[254] Auch wenn diese Rechtsfigur zunächst als *Verstärkung* des Prinzips der Menschenwürde erscheine, könne sie zur Folge haben, dass sich letztlich der Schutz *gegen* die Rechte und Interessen von *Individuen* wende und nicht mehr der *Sicherung*, sondern der *Einschränkung* der moralischen und rechtlichen Autonomie der Person diene.[255] Darüber hinaus sei jede Form der Abwägung im Bereich des Art. 1 Abs. 1 GG aufgrund der Unantastbarkeitsklausel problematisch.

2.2.3.4 Konzeptionen eines »abgestuften« Menschenwürdeschutzes

Die vierte Position lässt sich dahingehend zusammenfassen, dass Art. 1 Abs. 1 GG zwar vom Zeitpunkt der Befruchtung / »Initialzündung« an einschlägig ist, der »volle« Schutz des Art. 1 Abs. 1 GG – der dem eines geborenen Menschen gleichkommt – aber nicht gewährt wird.

Einige Vertreter[256] gehen davon aus, dass der Embryo zwar grundsätz-

---

250 Z.B. Kopernock 1997: 122 ff.

251 Vgl. von Münch / Kunig / Kunig 2000: Art. 1, Rn. 12 mit weiteren Nachweisen; vgl. Jarass / Jarass 2007: Art. 1, Rn. 8; von Mangoldt / Klein / Starck / Starck 2005: Art. 1 Abs. 1, Rn. 24; sehr weitgehend Sachs / Höfling 2007: Art. 1, Rn. 54 ff.; Böckenförde-Wunderlich 2002: 162.

252 Siehe dazu oben Abschnitt 2.2.1.3.

253 Zu den einzelnen Begründungsansätzen der Gattungswürde siehe die gute Zusammenstellung bei Wolf 2005: 159 ff.

254 Dreier / Dreier 2004: Art. 1 Abs. 1, Rn. 120; Aubel 2004: 248, 253; ablehnend auch Maunz / Dürig / Herdegen 2008: Art. 1 Abs. 1, Rn. 29; Wolf 2005: 162; Middel 2006: 229, 243 f.

255 Aubel 2004: 248; Wolf 2005: 161, 184 f.; Schneider 2002: 216 f.; kritisch auch Enders 2003: 670; Geddert-Steinacher 1990: 75, 79; kritisch auch Sachs / Höfling 2007: Art. 1, Rn. 50, der die Rechtsfigur im Ergebnis aber bejaht.

256 Z.B. Maunz / Dürig / Herdegen 2008: Art. 1 Abs. 1, Rn. 61 ff.; 2001: 774; Schlink 2002: 10 ff.; Schreiber 2003: 370 f.; Kirchhof 2002: 9 ff.; siehe auch 18 ff., wo Art. 1 Abs. 1 GG als

lich *vom Zeitpunkt der Befruchtung / »Initialzündung« an Träger des Grundrechts* aus Art. 1 Abs. 1 GG ist, also sowohl in den sachlichen als auch den persönlichen Schutzbereich fällt; gleichwohl wird ihm *nicht* der gleiche Menschenwürdeschutz gewährt wie einem geborenen Menschen; bei anderen Vertretern wird dagegen nicht klar, ob sie in Art. 1 Abs. 1 GG dogmatisch (auch) ein Grundrecht sehen.

Insbesondere *Matthias Herdegen* legt ausführlich dar, dass der Embryo grundsätzlich mit der Verschmelzung von Ei und Samenzelle Träger des Grundrechts aus Art. 1 Abs. 1 GG sei.[257] Die Erstreckung der Menschenwürde auch auf früheste Erscheinungsformen menschlichen Lebens lasse sich allerdings nur mit einer *entwicklungsabhängigen Intensität des zu gewährenden Schutzes* durchhalten; dieser gestufte, sich mit zunehmender Entwicklung verstärkende Schutz müsse noch nicht heißen, dass die Menschenwürde in den frühesten Phasen des menschlichen Lebens zum Gegenstand der Abwägung mit widerstreitenden Belangen gemacht werden dürfe; die Abstufung bedeute einfach, dass der Schutz in diesen frühen Stadien weniger weit reiche als beim Embryo im Mutterleib oder bei dem schon geborenen Menschen.[258] Allerdings zwinge ein solches Verständnis zu Umbrüchen des herrschenden Begriffs von menschlicher Würde, der durch eine statische Anknüpfung an das Menschsein und einen absoluten Schutz gekennzeichnet sei.[259] Gestufter Schutz erlaube eine Differenzierung nach den jeweiligen *Erscheinungsformen* frühen menschlichen Lebens; Totipotenz allein könne nicht das hohe Maß des Schutzes begründen, das dem geborenen Menschen oder dem nasciturus (d.h. der Leibesfrucht) zugesprochen werde. Zumindest dem Grade nach bestimme sich der Schutz der Menschenwürde nach dem *Leitbild natürlicher Entwicklungsprozesse* und der *Abweichung von der natürlichen Entwicklung*. Auch die *Entwicklungsperspektive* spiele eine wichtige Rolle.[260] Ebenso müsse sich die Menschenwürdeverletzung mit einer gewissen *Evidenz* erschließen, da sich nur

Ursprung des Rechts auf Leben bezeichnet wird. Insofern bleibt im Dunkeln, ob er Art. 1 Abs. 1 GG (auch) als Grundrecht auffasst.

[257] Maunz / Dürig / Herdegen 2008: Art. 1 Abs. 1, Rn. 61ff.; 2001: 774.

[258] Herdegen 2001: 774; Maunz / Dürig / Herdegen 2008: Art. 1 Abs. 1, Rn. 66f.; ähnlich Hufen 2004b: 1012, der in der Vorstellung vom Wachsen der Menschenwürdegarantie mit dem Wachsen des Embryos nichts Künstliches oder Begründungsbedürftiges sieht; vgl. Djie 2001: 112, die allerdings noch weiter geht und eine *Verhältnismäßigkeitsprüfung* bzgl. Art. 1 Abs. 1 GG vornimmt.

[259] Herdegen 2001: 773.

[260] Herdegen 2005: 364; 2001: 774f.; vgl. Maunz / Dürig / Herdegen 2008: Art. 1 Abs. 1, Rn. 60ff.

so verhindern lasse, dass Art. 1 Abs. 1 GG der politischen Dezision und der parlamentarischen Abwägung zu wenig Raum lasse.[261]

Nach anderer Ansicht ist der Embryo erst ab einem bestimmten *Zeitpunkt nach der Befruchtung / »Initialzündung« Träger des Grundrechts* aus Art. 1 Abs. 1 GG; gleichwohl soll ihm bereits *vor* dem entsprechenden Zeitpunkt ein besonderer Status bzw. eine gewisse Schutzwürdigkeit zugesprochen werden, wobei zumeist von einer *Vorwirkung der Menschenwürde* die Rede ist – in Analogie zur *Fortwirkung* der Menschenwürde wie sie am Lebensende beim Umgang mit menschlichen Leichen zugrunde gelegt wird.[262] Innerhalb dieser Auffassung ist dabei nicht immer ein präziser Zeitpunkt auszumachen, ab dem der »volle« Grundrechtsschutz des Art. 1 Abs. 1 GG greifen soll; festgestellt wird teilweise nur, dass der Embryo jedenfalls nicht erfasst wird.

Wieder andere gehen explizit davon aus, dass Art. 1 Abs. 1 GG *kein Grundrecht* im eigentlichen Sinne sei.[263]

Auch die Konzeptionen eines »abgestuften« Menschenwürdeschutzes werden teilweise scharf *kritisiert*. Aus *dogmatischer* Sicht seien insbesondere die Auffassungen bedenklich, die einerseits davon ausgingen, der Embryo sei mit der Verschmelzung von Ei und Samenzelle Träger des Grundrechts aus Art. 1 Abs. 1 GG, gleichwohl aber für eine *entwicklungsabhängige Intensität* des zu gewährenden Schutzes plädierten.[264] Mit der »Unantastbarkeitsklausel« sei dies nur schwer zu vereinbaren.

Die Rechtsfigur der *»Vorwirkung«* sei insbesondere dann problematisch, wenn ein konkreter Rechtsträger *niemals* entstehe. Anders als bei der *Nachwirkung* stelle sich das Problem, dass ein konkretes Rechtssubjekt möglicherweise nie entstehen werde. Alle Ansätze, die einen Schutz des Embryos durch eine *Vorwirkung* der Menschenwürde bejahten, gleichwohl aber den Zeitpunkt, ab dem der Embryo / Mensch Träger der Menschenwürde ist – ab dem also von einer Vorwirkung der Menschenwürde des *konkreten Subjekts* gesprochen werden könne – *nach* dem Zeitpunkt der *Durchführung der PID* ansetzten, stießen auf entsprechende Argumentationsnot.[265]

---

261 Herdegen 2005: 360 ff.; 2001: 775.

262 Ipsen 2004: 268 ff.; 2001: 992 ff.; vgl. Fumagalli 2006: 114 ff.; ähnlich Kloepfer 2002: 420 f., der von einem »Anwartschaftsschutz« spricht; die Intensität dieses Schutzes steige mit dem Heranwachsen des menschlichen Lebens an; für einen »Entstehensschutz« auch Hoyer 2002: 91 f.; Denninger 2003: 191 ff.; Rosenau 2003: 776; ähnlich Sachs / Murswiek 2007: Art. 2, Rn. 145a f., 223 a; Schroth 2002b: 177 ff.; Knoepffler 2003: 250, 253.

263 Taupitz 2002a: 29; 2002b: 113; Lorenz 2001a: 38 ff.

264 Böckenförde 2003: 812; Schmidt-Jortzig 2003: 34; Hörnle 2003: 319 f.

265 Ausführlich Middel 2006: 236, 239 im Zusammenhang mit dem therapeutischen Klonen.

2.2.3.5 Verstoß der PID gegen Art. 1 Abs. 1 GG

Ob die PID letztendlich gegen Art. 1 Abs. 1 GG verstößt, wird – hauptsächlich in Abhängigkeit von den soeben dargelegten Positionen zu Art. 1 Abs. 1 GG – unterschiedlich beantwortet.

Ein Eingriff in Art. 1 Abs. 1 GG wird im Zusammenhang mit der PID im Wesentlichen unter den Aspekten »Zeugung auf Probe« und »Selektion« diskutiert. Die PID ziele auf die Selektion unwerten Lebens.[266] Die für die PID erzeugten Embryonen würden so behandelt, als hätten sie keinen Eigenwert; sie seien nicht Zweck an sich, sondern nur Mittel zum Zweck – der Erfüllung des Wunsches nach einem gesunden Kind; es entspreche nicht dem Eigenwert menschlichen Lebens, es bewusst unter der Bedingung zu erzeugen, für das Weiterleben einen Qualitätstest überstehen zu müssen.[267] Es werde sehr deutlich, dass in der diagnostischen Selektion eindeutig eine »Vernutzung« oder Instrumentalisierung des menschlichen Embryos liege, die dessen Würde verletze.[268] Es gehe nicht nur um die verfassungsrechtliche Bewertung der *bewussten Tötung* unerwünschten embryonalen Lebens, sondern um die *bewusste Erschaffung embryonalen Lebens im Wissen um seine anschließend mit einer bestimmten Wahrscheinlichkeit vorzunehmende Tötung.*[269]

Nach anderer Auffassung ist die PID keine Behandlung, die die Subjektqualität des Embryos prinzipiell in Frage stellt; im Rahmen der PID werde der Embryo nicht zum Objekt, zu einem bloßen Mittel, zur vertretbaren Größe herabgewürdigt.[270] Widersprochen wird der Behauptung, die PID stelle eine Entscheidung über den Lebenswert menschlichen Lebens dar. Denn soweit dem Kind schwere Erkrankungen drohten oder Embryonen aussortiert werden sollten, die mit hoher Wahrscheinlichkeit über-

---

[266] Sondervotum Reiter, Bioethik-Kommission 2006: 123 ff., 127; Böckenförde-Wunderlich 2002: 206 f.; Höffe 2002: 95 f.; Laufs 2000: 2717; von Mangoldt / Klein / Starck / Starck 2005: Art. 1 Abs. 1, Rn. 102; 2002: 1071; Beckmann 2001: 171; Sacksofsky 2001: 47, 69 ff.; Nationaler Ethikrat 2003: Minderheitsvotum, 2. 4; vgl. Enquêtekommission 2002: 111 (Mehrheitsvotum); vgl. Röger 2000: 66 ff.

[267] Kluth 2007: 118 f.; Beckmann 2001: 171; Schockenhoff 2004: 142 ff.; vgl. Benda 2002: 179.

[268] Schneider 2002: 220 ff.; Böckenförde 2003: 814; Beckmann 2001: 172; Nationaler Ethikrat 2003: Minderheitsvotum, 2. 4.

[269] Röger 2000: 65 ff.; 1999: 176; Laufs 2001: 204 f.

[270] Wachter 2007: 157 ff.; ausführlich Middel 2006: 138 ff.; Bioethik-Kommission 2006: 101 f., 110; Gropp 2005: 293 ff.; Herdegen 2001: 776 f.; Hufen 2002: 180; 2001: 445 f.; Simon 2005: 118; Schroth 2002b: 178; siehe auch Giwer 2001: 141, die *ausschließlich* Art. 2 Abs. 2 Satz 1 und Art. 3 Abs. 3 Satz 2 GG als Prüfungsmaßstab bejaht; vgl. Djie 2001: 113. Für die Vereinbarkeit der PID mit Art. 1 Abs. 1 GG in *ganz eng berenzten Fällen* Höfling 2001: 36 ff.; Kollek 2000: 214; vgl. Enquêtekommission 2002: Minderheitsvotum, 107 ff.

haupt nicht zu einer Lebendgeburt führten, gehe es nicht um eine Entscheidung lebenswert oder nicht, sondern darum, ob Eltern sich die gegenüber einem gesunden Kind wesentlich erhöhten Belastungen zutrauten bzw. das Risiko einer fehlschlagenden IVF reduzieren wollten. Man könne nicht jedem Paar, dass kein behindertes Kind großziehen möchte, die Meinung unterstellen, Behinderte seien minderwertig oder gar »lebensunwertes« Leben.[271]

Zudem sei der Argumentation zu widersprechen, die erzeugten Embryonen seien nur Mittel zum Zweck – der Erfüllung des Wunsches nach einem gesunden Kind. Denn zum einen biete die PID in keinster Weise die Gewähr für ein gesundes Kind, da nur ca. 4% aller Behinderungen genetisch bedingt seien.[272] Insoweit könne von einer »Menschenzüchtung«, einem »Gütesiegel«, einem »Designerbaby« nicht die Rede sein.[273] Es gehe um den Ausschluss des Verdachts einzelner, konkreter Krankheiten. Zum anderen müsse man dann in jeder IVF eine Instrumentalisierung menschlichen Lebens sehen: Denn Zweck sei stets die Erfüllung eines Kinderwunsches der Eltern – mit oder ohne PID. Eine Instrumentalisierung alleine darin zu erblicken, dass es nicht irgendein, sondern ein von schweren genetischen Defekten freies Kind sein solle, könne nicht überzeugen. Zu berücksichtigen sei ferner, dass die »Schwangerschaft auf Probe« seit langem *rechtlich* zulässig sei.

Auch in den Fällen, in denen Eltern ein Kind bekommen möchten, das immunologisch betrachtet am besten geeignet ist, als Blut-, Knochenmark- oder Stammzellenspender für ein bereits geborenes, ohne entsprechende Behandlung dem Tod geweihtes Geschwisterkind zu fungieren, liege ein Verstoß gegen Art. 1 Abs. 1 GG nicht vor.[274] Das Kind, das letztlich mit den immunologisch »passenden« Merkmalen geboren wird, werde um seiner selbst willen geliebt und nicht nur deshalb, weil es seinem kranken Geschwisterkind das Leben gerettet habe.[275] Auch im Hinblick auf die nicht transferierten Embryonen sei ein Verstoß gegen Art. 1 Abs. 1 GG abzulehnen.[276] Diese würden zwar unter dem Vorbehalt einer Tötung – wenn sie nicht immunologisch »passend« sind und somit nicht zur Le-

---

271 Ausführlich Middel 2006: 140ff. mit weiteren Nachweisen.

272 Von Renesse 2001: 109.

273 Hufen 2001: 446; vgl. Maunz / Dürig / Di Fabio 2008: Art. 2 Abs. 2, Rn. 31; vgl. Bioethik-Kommission 1999: 53.

274 Ausführlich Middel 2006: 142ff. mit weiteren Nachweisen; ausführlich auf der Grundlage des österreichischen Rechts Bernat 2006: 694ff.

275 Denninger 2003: 208; Middel 2006: 142; anderer Ansicht: Eibach 2003: 448.

276 Middel 2006: 143f.

bensrettung des kranken Geschwisterkindes in Frage kommen – erzeugt; jedoch komme es auch bei einer »normalen« IVF zur Erzeugung von Embryonen unter dem Vorbehalt einer möglichen Tötung zugunsten eines anderen Lebens (mögliche Mehrlingsreduktion mittels Fetozids).[277] Hingewiesen wird ferner auf § 6 Abs. 2 ESchG, der die Übertragung eines mittels Klonens im Sinne des § 6 Abs. 1 ESchG hergestellten Embryos auf eine Frau kriminalisiert und damit eine strafbewehrte Tötungs*pflicht* statuiert. Begründet wird diese Norm damit, dass die Würde des Menschen zu schützen sei, dessen Identität kopiert werde; der Schutz seiner Würde dominiere im Konflikt das Lebensrecht des Klons.[278] Es sei nicht nachvollziehbar, warum die Tötung eines Embryos zum Schutz der Würde des kopierten Menschen mit Art. 1 Abs. 1 GG vereinbar sein solle, nicht aber die Tötung, um einen »passenden« Zellspender zu finden. Zudem deute die »Objektformel« nur die Richtung an, in der Fälle einer Menschenwürdeverletzung gefunden werden könnten;[279] insofern dürfe nicht unbeachtet bleiben, dass es sich bei dem Kriterium der immunologischen Kompatibilität um ein »neutrales« Merkmal handele; es gehe nicht um die Aussortierung vermeintlich »kranker Gene« oder nach außen in Erscheinung tretender Merkmale wie Aussehen, Intelligenz, besondere Leistungsfähigkeit oder Geschlecht; eine Abqualifizierung menschlichen Lebens als »lebensunwertes« Leben sei daher von vornherein ausgeschlossen.

2.3 *Verhältnismäßigkeit des PID-Verbots*

Ob das nach herrschender Meinung bestehende Totalverbot der PID[280] verhältnismäßig, insbesondere angemessen ist, ist umstritten. Auf der einen Seite stehen die Belange der künftigen Eltern, Wissenschaftler und Ärzte, die durch das *abwehrrechtliche* Prinzip des *Übermaßverbots*, auf der anderen Seite die des Embryos, die durch das *schutzrechtliche* Prinzip des

---

277 Gemeint ist die Abtötung einzelner Föten im Mutterleib, um das Leben zumindest *eines Teils* der Embryonen zu ermöglichen oder um ernsthafte Gefahren für die Mutter abzuwenden. Das Mehrlingsrisiko ist im Rahmen einer IVF *deutlich* erhöht. Ausführlich Neidert 2007: 281 mit weiteren Nachweisen; zu den erheblichen Risiken der Mehrlingsschwangerschaft für Mutter und Embryo: siehe Fn. 54. Zur Mehrlingsreduktion Griesinger et al. 2008: 45 ff.; zum Fetozid allgemein von Kaisenberg / Jonat / Kaatsch 2005: B – 108 ff.; Ratzel / Lippert 2006: 475 ff., Anhang, Mehrlingsreduktion mittels Fetozids.

278 Keller / Günther / Kaiser 1992: § 6, Rn. 11 (auch zur Frage, ob die Norm mit Art. 2 Abs. 2 Satz 1 GG vereinbar ist).

279 Siehe dazu oben Abschnitt 2.2.3.

280 Siehe dazu oben Abschnitt 1.

Untermaßverbots gewahrt werden müssen. Es geht nicht um eine klassisch bipolare Beziehung zwischen Bürger und Staat, sondern um eine Dreiecksstruktur zwischen Bürger, Staat und Embryo. Denn bei der PID gehen die Einwirkungen auf den Embryo nicht vom Staat, sondern von Privaten – den beteiligten Ärzten, Wissenschaftlern und künftigen Eltern – aus. Es ist heute allerdings allgemein anerkannt, dass Grundrechte nicht nur Abwehrrechte des Bürgers gegen den Staat sind, sondern auch die Pflicht des Staates zur Abwehr gegen das Tun Dritter begründen können.[281] Gerade im Zusammenhang mit Art. 2 Abs. 2 Satz 1 GG kommt der Schutzpflicht des Staates erhebliche Bedeutung zu. Mit dem PID-Verbot greift der Staat nicht nur in die Rechte der Eltern, Wissenschaftler und Ärzte ein, sondern kommt zugleich dieser Schutzpflicht nach. Der Rechtsstaat muss die gegenläufigen Maximen zum Ausgleich bringen. Die Frage ist daher, ob das Totalverbot der PID eine angemessene Regelung innerhalb der Grenzen von Übermaß- und Untermaßverbot darstellt.

Die Antwort auf diese Frage hängt insbesondere davon ab, welchen Status man dem Embryo »einräumt« und welche Grundrechte man auf Seiten der künftigen Eltern, Ärzte und Wissenschaftler für einschlägig hält.

Klargestellt sei, dass Autoren, die in der PID eine Verletzung der Menschenwürde des Embryos sehen,[282] nicht mehr zu einer verfassungsrechtlichen Abwägung der widerstreitenden Belange kommen. Denn nach dem herrschenden juristischen Verständnis stellt ein Eingriff in Art. 1 Abs. 1 GG immer zugleich eine nicht zu rechtfertigende Verletzung der Norm dar; die Würde des Menschen ist unantastbar.[283]

Auffassungen, die eine umfassende Schutzwürdigkeit des Embryos bejahen, also davon ausgehen, dass dem Embryo (spätestens) *mit Abschluss der Befruchtung* der »volle« Grundrechtsschutz des Art. 2 Abs. 2 Satz 1 GG im Sinne eines subjektiven Rechts zukommt, der dem eines geborenen Menschen gleichsteht,[284] kommen grundsätzlich ebenfalls zu dem Ergebnis, dass das Totalverbot der PID in jedem Fall *verhältnismäßig*, wenn nicht gar

---

[281] Vgl. zur Rechtsprechung des BVerfG: Bundesverfassungsgericht 1975: 41 f.; 1977: 164; 1978: 140 ff.; 1979: 57; 1987: 214 f.; 1992: 386; 1993: 251 ff.; 1995: 46; aus der Literatur z.B. Jarass / Jarass 2007: Vorb. vor Art. 1, Rn. 9 ff.; Hermes 1987. Zur dogmatischen Herleitung der Schutzpflichten gute Zusammenfassung bei Giwer 2001: 84 ff.; ausführlich Krings 2003: 82 ff.

[282] Siehe dazu oben Abschnitt 2.2.3.5.

[283] Z.B. Bundesverfassungsgericht 2003: 284; 1995: 293; Benda 2001: 2147; Böckenförde-Wunderlich 2002: 219; Limbeck 2006: 192; einschränkend Bioethik-Kommission 2006: 92, 101, 110.

[284] Siehe dazu oben Abschnitt 2.2.1.2.

verfassungsrechtlich *geboten* ist. Dies gilt insbesondere dann, wenn zugleich eine Beeinträchtigung von Art. 3 Abs. 3 Satz 2 GG bejaht wird.

Ansichten, die dagegen darauf abstellen, dass der Embryo erst ab einem bestimmten Zeitpunkt *nach* der Befruchtung in den sachlichen und persönlichen Schutzbereich des Art. 2 Abs. 2 Satz 1 GG fällt bzw. die von einem *abgestuften Lebensschutz* ausgehen,[285] kommen dagegen in der Regel zu dem Ergebnis, dass zum einen das Totalverbot der PID *nicht* den *verfassungsrechtlich gebotenen* Mindestschutz des Embryos darstellt, sondern darüber hinausgeht, zum anderen, dass die Belange des Embryos das Totalverbot der PID und somit den schwerwiegenden Eingriff in die Grundrechte künftiger Eltern, Ärzte und Wissenschaftler – insbesondere also Art. 2 Abs. 1 in Verbindung mit Art. 1 Abs. 1, Art. 2 Abs. 2 Satz 1, Art. 5 Abs. 3, Art. 6 Abs. 1, Abs. 2, Art. 12 Abs. 1 GG – nicht rechtfertigen können. Im Detail weichen die einzelnen Vertreter dieser Ansätze allerdings nicht unerheblich voneinander ab.

2.4 *Der Gleichheitsgrundsatz des Art. 3 Abs. 1 GG*

Neben einem Verstoß gegen die oben dargestellten Freiheitsgrundrechte wird zudem ein Verstoß des PID-Verbots gegen Art. 3 Abs. 1 GG diskutiert. Art. 3 Abs. 1 GG ist »vor allem dann verletzt, wenn eine Gruppe von Normadressaten im Vergleich zu anderen Normadressaten anders behandelt wird, obwohl zwischen beiden Gruppen keine Unterschiede von solcher Art und solchem Gewicht bestehen, dass sie die ungleiche Behandlung rechtfertigen könnten.«[286]

Das PID-Verbot wird den geltenden Regelungen zur PND mit anschließendem selektiven Schwangerschaftsabbruch im Rahmen der medizinisch-sozialen Indikation nach § 218a Abs. 2 StGB gegenübergestellt.

Ob sich die PND mit anschließendem selektiven Schwangerschaftsabbruch im Rahmen der medizinisch-sozialen Indikation nach § 218a Abs. 2 StGB und die Auswahl von Embryonen in vitro vergleichen lassen, wird kontrovers diskutiert.

Teilweise wird argumentiert, im Falle der PID bestehe nicht jene Konfliktlage zwischen den Interessen und Rechten der Schwangeren und der Schutzwürdigkeit des Embryos wie bei einem Schwangerschaftsabbruch;

---

285 Siehe dazu oben Abschnitt 2.2.1.3 und Abschnitt 2.2.1.4.

286 Vgl. Bundesverfassungsgericht 1967: 415; vgl. 1979: 280; ständige Rechtsprechung seit Bundesverfassungsgericht 1980: 88.

eine gegenwärtige Gefahr für die Mutter sei nicht gegeben. Bei der PID werde nicht auf einen bestehenden Konflikt *reagiert*, sondern der Konflikt erst herbeigeführt.[287] Bei der Abtreibung handele es sich um das Recht der Frau, sich gegen eine *bestimmte* Schwangerschaft zu entscheiden; betroffen sei der *status negativus* ihrer Grundrechte; bei der PID stelle sich dagegen die Frage, ob sie *positiv* das Recht habe, ein Kind ohne Behinderung zu bekommen, so dass der *status positivus*[288] berührt sei.[289] Die PID beinhalte eine bewusste »Zeugung auf Probe«; zwar sei nach geltender Rechtslage eine »Schwangerschaft auf Probe« faktisch möglich, sie werde aber rechtlich nicht gebilligt. Einen Anspruch auf Zulassung der »Zeugung auf Probe« könne es nicht geben.[290] Im Übrigen gehe es bei der PND und anschließendem Schwangerschaftsabbruch »nur« um eine *negative* Auswahl von Embryonen, während die PID zusätzlich die Möglichkeit *»positiver«* Selektion unter mehreren Embryonen nach »Qualitätsmerkmalen« ermögliche; nicht nur das »Da-Sein«, sondern das »So-Sein« stehe zur Disposition; die Missbrauchs- und Manipulationsgefahr seien höher.[291]

Autoren, die dagegen eine Vergleichbarkeit bejahen, geben zwar zumeist zu, dass bei einer PID insoweit noch keine *gegenwärtige* Gefahr für die Mutter vorliegt, als im Unterschied zu den Indikationslagen nach § 218a Abs. 2 StGB eine Schwangerschaft noch nicht besteht. Auf eine *aktuell* existierende Schwangerschaft komme es jedoch nicht an.[292] Denn aus § 218a Abs. 2 StGB ergebe sich, dass die Gefährdung von Leben und Gesundheit der Schwangeren verschiedene Ursachen haben könne: zum einen die aktuelle Schwangerschaft als körperlichem Zustand, zum anderen die gegenwärtigen und *zukünftigen* Lebensverhältnisse der Schwangeren. Ein Abbruch sei – bei Vorliegen der sonstigen Voraussetzungen – u.a. gerechtfertigt, wenn sich aus der *Vorausschau* auf *künftige Überforderungen* durch Sorge- und Einstandspflichten eine schwerwiegende Beeinträchtigung des körperlichen oder seelischen Gesundheitszustandes der Schwangeren ergibt. Hierfür seien zeitliche, kräftemäßige oder finanzielle Überforderungen bei Mitversorgung eines unheilbar geschädigten Kindes ausreichend,

---

287 Eibach 2001: 211 f.; Höfling 2001: 35; Isensee 2002: 76; Däubler-Gmelin 2001: 125; vgl. Böckenförde 2001: 114.

288 Zum status positivus bzw. negativus der Grundrechte Pieroth / Schlink, Rn. 57 ff.

289 Vgl. Graumann 1998: 407; zum status positivus Argument Faßbender 2001: 2751 f.

290 Enquêtekommission 2002: 102, vgl. auch 112 (Mehrheitsvotum); vgl. Schockenhoff 2004: 140, 143.

291 Höfling 2001: 35; vgl. Starck 2002: 1071.

292 Middel 2006: 172; vgl. Djie 2001: 59; vgl. Woopen 1999: 241.

soweit sich dies auf die Schwangere gesundheitlich niederschlage.[293] Die Abschaffung der embryopathischen Indikation stehe dieser Argumentation nicht entgegen, da die entsprechenden Fälle gerade durch § 218a Abs. 2 StGB aufgefangen werden sollen.[294] PID und PND dienten in gleichem Maße der Auswahl. Entscheide sich die Mutter für einen selektiven Abbruch nach PND, so sei es die *antizipierte* Gefährdung ihrer Gesundheit *nach* der Geburt des Kindes, die Selektion und Abbruch rechtfertigen.[295] Ob sich das menschliche Leben, das selektiert werden soll, in der Gebärmutter oder im Reagenzglas befinde, sei für *diese* Gefährdung jedoch ohne Bedeutung; die zu *antizipierende* Situation sei immer hypothetisch. Unter diesem Aspekt könne man die PID durchaus als vorverlegte PND bezeichnen.[296]

Widersprochen wird ferner der Behauptung, die PID diene – anders als PND und Abtreibung – der Durchsetzung eines *Anspruchs* der Eltern (status positivus), da eine Schwangerschaft und damit eine Notlage noch nicht gegeben seien. Das BVerfG habe im zweiten Schwangerschaftsurteil entschieden, dass es für die Frage, in welchen Ausnahmefällen eine Rechtspflicht zum Austragen des Kindes nicht aufzuerlegen sei, *wesentlich* auf das Kriterium der *Unzumutbarkeit* ankomme; hierbei seien die *postnatalen* Folgen ausdrücklich einzubeziehen.[297] Von diesen *postnatalen* Folgen seien Paare, die die PID nutzen wollten, in gleicher Weise betroffen; auch bei ihnen gehe es letztlich um die *Abwehr* der besonderen Belastungen, die durch die Geburt eines behinderten Kindes entstehen könnten. Die Herleitung des *status positivus* aus der fehlenden besonderen körperlichen Beziehung zwischen Mutter und Embryo überzeuge daher wenig.[298] Im Übrigen sei zu berücksichtigen, dass – sofern auf eigene Kinder nicht verzichtet werden solle[299] – durch das PID-Verbot die Situation des gerechtfertigten Schwangerschaftsabbruchs (»Austragungspflicht, es sei denn unzumutbar«) *bewusst* herbeigeführt werde. Es gehe daher gerade nicht um

---

293 Schönke / Schröder / Eser 2006: § 218a, Rn. 39.

294 Schönke / Schröder / Eser 2006: § 218a, Rn. 37; Deutscher Bundestag 1995: 25 f.

295 Vgl. Bundesverfassungsgericht 1993: 256 f.; Prütting 2001: 384.

296 Vgl. Bioethik-Kommission 1999: 52; vgl. Hepp 2000: A-1220; vgl. Prütting 2001: 384; vgl. Dreier / Dreier 2004: Art. 1 Abs. 1, Rn. 97; Woopen 1999: 241; vgl. Schroth 2002b: 177; vgl. Djie 2001: 59; vgl. von Renesse 2001: 110; anderer Ansicht: Kollek 2000: 211; vgl. Enquêtekommission 2002: 112 (Mehrheitsvotum).

297 Bundesverfassungsgericht 1993: 256.

298 Vgl. Faßbender 2001: 2752.

299 Der Wunsch nach leiblicher Elternschaft ist grundrechtlich geschützt; vgl. oben Abschnitt 2.1.3.

die Frage, ob ein *Anspruch* auf ein gesundes Kind bestehe, sondern vielmehr um die *Abwehr* der grundsätzlich strafrechtlich bewehrten Pflicht zur Austragung einer Schwangerschaft und somit um den *status negativus*.[300]

Zudem wird darauf hingewiesen, dass man zwar *ethisch* eine »Zeugung unter Vorbehalt« ebenso wie eine »Schwangerschaft auf Probe« als inakzeptabel bezeichnen könne, *rechtlich* gesehen sei eine »Schwangerschaft auf Probe« jedoch zweifelsfrei möglich.[301]

Auch die theoretisch bestehende Möglichkeit »positiver« Selektion stelle kein hinreichendes Unterscheidungsmerkmal dar; ihr könne durch gesetzliche Maßnahmen entgegengewirkt werden. Die *Möglichkeit* eines Missbrauchs könne jedenfalls nicht dazu führen, eine Ungleichbehandlung von wesentlich Gleichem zu verneinen.

Doch auch unter Autoren, die eine Ungleichbehandlung von wesentlich Gleichem[302] – das *Totalverbot der PID* gegenüber der *Rechtmäßigkeit der PND* mit anschließendem selektiven Schwangerschaftsabbruch im Rahmen des § 218a Abs. 2 StGB – bejahen, ist umstritten, ob diese Ungleichbehandlung *gerechtfertigt* ist. Teilweise wird davon ausgegangen, dass Ziele, Gründe und Wirkungen der Ungleichbehandlung in einem unangemessenen Verhältnis zueinander stünden. Der Gesetzgeber habe die Grenzen seines Gestaltungsspielraums überschritten.[303]

Allerdings wird darauf hingewiesen, dass ein Verstoß gegen Art. 3 Abs. 1 GG grundsätzlich auf verschiedene Weise behoben werden kann. Neben der Legalisierung der PID wird daher teilweise eine verfassungsrechtlich zulässige Alternative darin gesehen, die entsprechenden Verfahren der PND *ebenfalls* unter Strafandrohung zu verbieten, um zu verhin-

300 Ebenso Faßbender 2001: 2752.

301 Schroth 2002b: 177; Middel 2006: 173; siehe auch Hepp 2003: 355, der die *klinische Wirklichkeit* dahingehend schildert, dass Paare z.B. bei Bestehen eines deutlich erhöhten Altersrisikos für die Empfängnis eines Kindes mit Down-Syndrom eine »Schwangerschaft auf Probe« durchführen.

302 Bejahend im Ergebnis z.B. Hoyer 2002: 89; Schroth 2002b: 177; Ipsen 2001: 995; Faßbender 2001: 2753; vgl. Hepp 2003: 356 f.; Bioethik-Kommission 1999: 56; vgl. Woopen 1999: 242; vgl. Enquêtekommission 2002: Minderheitsvotum, 108; vgl. Djie 2001: 62; Middel 2006: 169 ff. Einen Wertungswiderspruch verneinend z.B. Müller-Terpitz 2006: 41; Enquêtekommission 2002: 111 f. (Mehrheitsvotum); Giwer 2001: 112 f.; Höfling 2001: 34; Röger 2000: 77 bejaht zwar einen Wertungswiderspruch, hält ihn aber für ethisch vertretbar.

303 Ausführlich Middel 2006: 175 ff. mit weiteren Nachweisen; anderer Ansicht: Kloepfer 2002: 425; Giwer 2001: 112 f. Vgl. auch Fn. 302, da zwischen den Fragen »wird wesentlich Gleiches ungleich behandelt?« oder »ist die Ungleichbehandlung von wesentlich Gleichem gerechtfertigt?« häufig nicht strikt differenziert wird.

dern, dass Embryonen auch im Mutterleib wegen genetischer Defekte getötet werden.[304] Dem wird jedoch entgegengehalten, dass es unvertretbar sei, den Wertungswiderspruch statt durch (begrenzte) Freigabe der PID durch schärfere Regelungen im Bereich des Schwangerschaftsabbruchs zu lösen.[305] Denn Grund der medizinisch-sozialen Indikation sei der Schutz von Grundrechten der Frau; eine weitgehende *tatsächliche Austragungspflicht* würde einen unverhältnismäßigen Eingriff in ihre Grundrechte darstellen.

2.5 *Zusammenfassung – Regelungsvorschläge*

Zusammenfassend ist festzuhalten, dass nach überwiegender Auffassung die PID durch verschiedene Normen des ESchG verboten ist. Jedenfalls wird die PID zurzeit in Deutschland – anders als in vielen anderen europäischen Nachbarstaaten[306] – nicht praktiziert. Ob das Totalverbot der PID eine angemessene Regelung innerhalb der Grenzen von Übermaß- und Untermaßverbot darstellt, ist nach wie vor umstritten. Einige sehen darin einen *rechtswidrigen Eingriff* in verschiedene Grundrechte von künftigen Eltern, Ärzten und Wissenschaftlern (Art. 2 Abs. 1 in Verbindung mit Art. 1 Abs. 1, Art. 2 Abs. 2, Art. 5 Abs. 3, Art. 6 Abs. 1, Abs. 2, Art. 12 Abs. 1 GG) sowie eine nicht zu rechtfertigende Ungleichbehandlung von wesentlich Gleichem und somit einen Verstoß gegen Art. 3 Abs. 1 GG. Andere wiederum halten das PID-Verbot zum Schutz des Embryos dagegen für *geboten*. Das Ergebnis hängt im Wesentlichen davon ab, welchen Status man dem Embryo in vitro zuerkennt.

Autoren, die ein ausnahmsloses Verbot der PID für verfassungswidrig, jedenfalls aber nicht für verfassungsrechtlich geboten halten, haben inzwischen eine Vielzahl von unterschiedlich weitreichenden Regelungsvorschlägen unterbreitet. Diese reichen von einer Zulassung der PID unter ganz engen Voraussetzungen über eine Anpassung an die Regelungen zum Schwangerschaftsabbruch bis hin zu einer weitgehenden Freigabe der PID.[307]

---

304 Renzikowski 2001: 2753; Kluth 2007: 39 f.; vgl. Faßbender 2001: 2753.

305 Hufen 2001: 449; vgl. 2004a: 318; vgl. zum Kriterium der Unzumutbarkeit Bundesverfassungsgericht 1993: 256; 1975: 48 ff.

306 Ausführlich Böckenförde-Wunderlich 2002: 34 ff.; Eser / Koch / Seith 2007.

307 Ausführliche Darstellung der verschiedenen Regelungsvorschläge bei Middel 2006: 180 ff. mit weiteren Nachweisen.

Besonders umstritten ist hierbei, ob der Gesetzgeber die Fälle genau und abschließend auflisten sollte, in denen eine PID zulässig ist. Die Vorteile eines solchen Katalogs werden von Befürwortern zum einen in der Klar- und Bestimmtheit und somit der Rechtssicherheit, zum anderen in einem erhöhten Legitimationsdruck für den Gesetzgeber gesehen; anders als bei der Verwendung von Generalklauseln könne der Gesetzgeber die Entscheidung auch nicht auf eine andere Instanz verlagern;[308] einer unkontrollierten Ausweitung der PID könne somit entgegengewirkt werden.[309]

Dem wird entgegengehalten, dass gesetzliche Regelungen gerade im Bereich der sich ständig weiterentwickelnden Biomedizin zu unflexibel seien[310]: Neben einer Ausweitung des Indikationskatalogs könne aufgrund neuer Therapiemöglichkeiten auch eine (schnelle) Streichung aus einer entsprechenden Liste erforderlich werden; außerdem könne eine festgelegte Liste eine Entscheidung im konkreten Einzelfall erheblich erschweren; denn ob eine PID im *Einzelfall* ratsam sei, hänge von vielen Faktoren ab, nicht nur von der Art der drohenden Krankheit oder Behinderung. Hinzu komme, dass ein Diskriminierungseffekt bei einer Festschreibung von Krankheiten oder Behinderungen in einem Parlamentsgesetz für bereits *geborene* Menschen, die an der entsprechenden Krankheit oder Behinderung leiden, entstehen könne.[311]

Vor diesem Hintergrund wird als Alternative ein Modell vorgeschlagen, bei dem – wie häufig im Gesundheitsrecht – die *Grundzüge* gesetzlich festgeschrieben, die *medizinischen Einzelheiten* aber durch Richtlinien der Bundesärztekammer bzw. der Landesärztekammern näher geregelt werden (z.B. Ausgestaltung der Beratung, Definition von Begriffen wie »erhöhtes Risiko«, »spät ausbrechende Krankheit« etc.).

---

308 Nationaler Ethikrat 2003: *Teile* des Mehrheitsvotums, 1.

309 Enquêtekommission 2002, Minderheitsvotum: 110; Nationaler Ethikrat 2003: *Teile* des Mehrheitsvotums, 1.

310 Siehe insoweit schon Bundesverfassungsgericht 1978: 137 zum Technikrecht (Kalkar-Entscheidung): »Die gesetzliche Fixierung eines bestimmten Sicherheitsstandards durch die Aufstellung starrer Regeln würde demgegenüber, wenn sie sich überhaupt bewerkstelligen ließe, die technische Weiterentwicklung wie die ihr jeweils angemessene Sicherung der Grundrechte eher hemmen als fördern. Sie wäre ein Rückschritt auf Kosten der Sicherheit.«

311 Böcher 2004: 188; vgl. Enquêtekommission 2002, Minderheitsvotum: 110; vgl. Giwer 2001: 146; für eine mögliche Festlegung im *Standesrecht* aber Hufen 2001: 450; ähnlich Bioethik-Kommission 1999: 58.

2.6 Anhang: Entscheidung des Landgerichts Berlin vom 14.05.2009[312]

Mit Urteil vom 14.05.2009 hat das Landgericht Berlin[313] einen Arzt vom Vorwurf des Verstoßes gegen die §§ 1 Abs. 1 Nr. 2, 2 Abs. 1 ESchG aus rechtlichen Gründen freigesprochen. Mit dieser Entscheidung hat sich erstmals ein Gericht im Rahmen eines Hauptverfahrens ausführlich mit der Strafbarkeit der PID auseinandergesetzt.

Dem Fall lag im Wesentlichen folgender Sachverhalt zugrunde:

Der angeklagte Frauenarzt hatte in drei Behandlungsfällen im Wege der extrakorporalen Befruchtung insgesamt acht Embryonen erzeugt. In allen Fällen bestand von Anfang an ein signifikant erhöhtes Risiko, dass eine befruchtete Eizelle genetische Defekte aufweisen würde. Zum Zwecke der PID wurde den Embryonen jeweils eine nicht mehr totipotente Zelle entnommen und untersucht. In allen drei Fällen lagen bei einzelnen der befruchteten Eizellen schwere genetische Defekte vor. Mit Zustimmung der Patientinnen wurden jeweils nur diejenigen Embryonen übertragen, bei denen keine Anomalien festgestellt worden waren. Die auffälligen Embryonen wurden verworfen.

Das Gericht führte zunächst aus, das Handeln des Arztes verstoße nicht gegen § 1 Abs. 1 Nr. 2 ESchG, da der Angeklagte gerade in der Absicht gehandelt habe, seinen Patientinnen zu einer *Schwangerschaft* zu verhelfen. Dies gelte nicht nur allgemein, sondern in Bezug auf jede einzelne befruchtete Eizelle. Zu behaupten, *die präimplantationsdiagnostische Untersuchung* sei der Zweck der Befruchtung gewesen, bedeute dagegen, das Wesen des Behandlungsvertrags zu verkennen. Denn der Angeklagte sei gerade beauftragt gewesen, eine Schwangerschaft herbeizuführen.

Was der Gesetzgeber unter einem »anderen Zweck« im Sinne des § 1 Abs. 1 Nr. 2 ESchG verstanden habe, ergebe sich aus der Gesetzesbegründung. Der wesentliche Schutzzweck der Norm sei insbesondere das Verhindern gespaltener Mutterschaften sowie der Erzeugung von Embryonen zu Forschungszwecken, nicht aber die Verhinderung präimplantations-

[312] Die Entscheidung des Landgerichts ist erst nach Fertigstellung des Manuskripts ergangen und konnte daher nur noch im Anhang dargestellt werden.

[313] Landgericht Berlin 2009. Das Urteil ist nicht rechtskräftig, da die Staatsanwaltschaft Revision eingelegt hat. Der Entscheidung des Landgerichts ging der Beschluss des Kammergerichts Berlin vom 09.10.2008 voraus, mit dem das Gericht den zuvor ergangenen Nichteröffnungsbeschluss der 15. großen Strafkammer des Landgerichts Berlin aufgehoben und das Hauptverfahren eröffnet hat.

diagnostischer Maßnahmen, die zur Zeit des Gesetzesbeschlusses noch gar nicht möglich gewesen seien.

§ 3 ESchG zeige im Übrigen, dass der Gesetzgeber eine Selektion aufgrund von drohenden genetisch bedingten gravierenden Krankheiten nicht per se habe verhindern wollen. Die Norm erlaube nämlich die Auswahl des Geschlechts des Kindes bei der Gefahr des Auftretens einer geschlechtsgebundenen schweren Erbkrankheit.

Zudem verstoßen nach Auffassung des Landgerichts weder das Absterbenlassen der genetisch auffälligen Embryonen noch die Untersuchung selbst gegen § 2 Abs. 1 ESchG.

Das Unterlassen der Übertragung der auffälligen Embryonen auf die Patientin verstoße nicht gegen § 2 Abs. 1 ESchG, weil den Arzt keine Garantenpflicht treffe, den Embryo in jedem Fall der Patientin zu übertragen. Die Übertragung, so das Landgericht, stehe unter dem »Einwilligungsvorbehalt« der Frau. Lehne sie die Übertragung ab, dürfe der Arzt den Embryo bei Strafe nicht übertragen (§ 4 Abs. 1 Nr. 2 ESchG). Eine Garantenstellung ende aber jedenfalls dann, wenn die Erfüllung der Pflicht strafbewehrt und damit unzumutbar sei.

Außerdem entspreche das passive Absterbenlassen des Embryos in seinem Unrechtsgehalt nicht einer aktiv-missbräuchlichen Verwendung im Sinne des § 13 Abs. 1 StGB.

Auch die Entnahme der nicht mehr totipotenten Zelle und ihre Untersuchung würden nicht zu einem Verstoß gegen § 2 Abs. 1 ESchG führen. Denn der Embryo selbst nehme bei der Untersuchung der Zelle keinen Schaden; für ihn stelle sich die Untersuchung als »neutrale« Handlung dar.

Ferner weist das Gericht darauf hin, dass eine gegenteilige Auslegung des Embryonenschutzgesetzes zu eklatanten Wertungswidersprüchen führen würde, da es keinen sachlichen Grund gebe, warum eine Schwangerschaft »auf Probe« in vivo faktisch erlaubt (vgl. § 218 a Abs. 2 StGB), eine Befruchtung »auf Probe« in vitro aber verboten sein solle. Da die von dem Arzt vorgenommenen Untersuchungen im Rahmen einer PND ohnehin vorgenommen worden wären und im Falle eines entsprechenden Befunds wahrscheinlich zu einem psychisch und physisch belastenden Schwangerschaftsabbruch geführt hätten, sei es sinnlos und – so das Gericht explizit – im Hinblick auf die Verpflichtung des Staates aus Art. 2 Abs. 2 GG sogar verfassungswidrig, durch eine entsprechende Auslegung des Embryonenschutzgesetzes die Schwangere zu verpflichten, mit genau derselben Untersuchung bis zu einem Zeitpunkt zu warten, an dem sie selbst viel härter davon betroffen sei.

Hinzu komme, dass der in vivo gezeugte Embryo – wie sich aus den

§§ 218 ff. StGB ergebe – bis zu seiner Einnistung in die Gebärmutter überhaupt nicht geschützt sei. Es sei nicht ersichtlich, warum die Mutter die gerade erzeugte und noch nicht mit ihr verbundene Leibesfrucht durch die Anwendung der »Spirale« und der »Pille danach« gezielt und vorbehaltlos töten dürfe, die bloße Untersuchung des Embryos mit dem grundsätzlichen Ziel der Übertragung – eine »mildere« Maßnahme also – aber verboten sein solle.

Schließlich stellt die Kammer ausdrücklich fest, der Gesetzgeber sei dazu aufgerufen, eine – wie auch immer geartete – Regelung der PID in das Embryonenschutzgesetz aufzunehmen, um der Gefahr einer uferlosen Ausweitung der »Selektionskriterien« (Aussehen, Intelligenz etc.) zu begegnen.

Zitierte Gesetze

Deutschland

Gesetz zum Schutz von Embryonen (Embryonenschutzgesetz – ESchG): Embryonenschutzgesetz vom 13. Dezember 1990 (BGBl. I, 2746), geändert durch Artikel 22 des Gesetzes vom 23. Oktober 2001 (BGBl. I, 2702).

Grundgesetz (GG): Grundgesetz für die Bundesrepublik Deutschland in der im Bundesgesetzblatt Teil III, Gliederungsnummer 100–1, veröffentlichten bereinigten Fassung, zuletzt geändert durch das Gesetz vom 08. Oktober 2008 (BGBl. I, 1926 (mit zukünftiger Wirkung)).

Transplantationsgesetz (TPG): Gesetz über die Spende, Entnahme und Übertragung von Organen und Geweben. Transplantationsgesetz in der Fassung der Bekanntmachung vom 4. September 2007 (BGBl. I, 2206).

Strafgesetzbuch (StGB): Strafgesetzbuch in der Fassung der Bekanntmachung vom 13. November 1998 (BGBl. I, 3322), zuletzt geändert durch Artikel 1 des Gesetzes vom 31. Oktober 2008 (BGBl. I, 2149).

Belgien

Gesetz über die Forschung an Embryonen in vitro vom 11. Mai 2003. URL http://www.ca.mdy.be/DE/gesetzestexte.asp?sort=datumo&MOVE=28 [14.10.2008].

Rechtsprechung

Bundesverfassungsgericht 1. Senat (1952): Urteil vom 13. Juni 1952. Az: 1 BvR 137/52. In: Entscheidungen des Bundesverfassungsgerichts 1, 332 – 349.

Bundesverfassungsgericht 1. Senat (1957): Urteil vom 16. Januar 1957. Az: 1 BvR 253/56. In: Entscheidungen des Bundesverfassungsgerichts 6, 32 – 45.

Bundesverfassungsgericht 1. Senat (1958): Urteil vom 15. Januar 1958. In: Entscheidungen des Bundesverfassungsgerichts 7, 198 – 230.
Bundesverfassungsgericht 1. Senat (1958): Urteil vom 11. Juni 1958. Az: 1 BvR 596/56. In: Entscheidungen des Bundesverfassungsgerichts 7, 377 – 444.
Bundesverfassungsgericht 1. Senat (1959): Beschluss vom 8. Januar 1959. Az: 1 BvR 396/55. In: Entscheidungen des Bundesverfassungsgerichts 9, 89 – 109.
Bundesverfassungsgericht 2. Senat (1967): Beschluss vom 12. Dezember 1967. Az: 2 BvL 14/62, 2 BvL 3/64, 2 BvL 11/65, 2 BvL 15/66, 2 BvR 15/67. In: Entscheidungen des Bundesverfassungsgerichts 22, 387 – 426.
Bundesverfassungsgericht 1. Senat (1969): Beschluss vom 16. Juli 1969. Az: 1 BvL 19/63. In: Entscheidungen des Bundesverfassungsgerichts 27, 1 – 10.
Bundesverfassungsgericht 1. Senat (1970): Beschluss vom 14. April 1970. Az: 1 BvR 33/68. In: Entscheidungen des Bundesverfassungsgerichts 28, 151 – 163.
Bundesverfassungsgericht 1. Senat (1970): Beschluss vom 26. Mai 1970. Az: 1 BvR 83/69, 1 BvR 244/69, 1 BvR 345/69. In: Entscheidungen des Bundesverfassungsgerichts 28, 243 – 264.
Bundesverfassungsgericht 2. Senat (1970): Urteil vom 15. Dezember 1970. Az: 2 BvF 1/69, 2 BvR 629/68, 2 BvR 308/69. In: Entscheidungen des Bundesverfassungsgerichts 30, 1 – 47.
Bundesverfassungsgericht 1. Senat (1971), Beschluss vom 19. Oktober 1971. Az: 1 BvR 387/65. In: Entscheidungen des Bundesverfassungsgerichts 32, 98 – 111.
Bundesverfassungsgericht 1. Senat (1973): Urteil vom 29. Mai 1973. Az: 1 BvR 424/71, 1 BvR 325/72. In: Entscheidungen des Bundesverfassungsgerichts 35, 79 – 170.
Bundesverfassungsgericht 1. Senat (1975): Urteil vom 25. Februar 1975. Az: 1 BvF 1/74, 1 BvF 2/74, 1 BvF 3/74, 1 BvF 4/74, 1 BvF 5/74, 1 BvF 6/74. In: Entscheidungen des Bundesverfassungsgerichts 39, 1 – 95.
Bundesverfassungsgericht 1. Senat (1977): Urteil vom 21. Juni 1977. Az: 1 BvL 14/76. In: Entscheidungen des Bundesverfassungsgerichts 45, 187 – 271.
Bundesverfassungsgericht 1. Senat (1977): Urteil vom 16. Oktober 1977. Az: 1 BvQ 5/77. In: Entscheidungen des Bundesverfassungsgerichts 46, 160 – 165.
Bundesverfassungsgericht 1. Senat (1978): Beschluss vom 1. März 1978. Az: 1 BvR 333/75, 1 BvR 174/71, 1 BvR 178/71, 1 BvR 191/71. In: Entscheidungen des Bundesverfassungsgerichts 47, 327 – 419.
Bundesverfassungsgericht 2. Senat (1978): Urteil vom 13. April 1978. Az: 2 BvF 1/77, 2 BvF 2/77, 2 BvF 4/77, 2 BvF 5/77. In: Entscheidungen des Bundesverfassungsgerichts 48, 127 – 206.
Bundesverfassungsgericht 2. Senat (1978): Beschluss vom 8. August 1978. Az: 2 BvL 8/77. In: Entscheidungen des Bundesverfassungsgerichts 49, 89 – 147.
Bundesverfassungsgericht 1. Senat (1979): Beschluss vom 17. Januar 1979. Az: 1 BvR 241/77. In: Entscheidungen des Bundesverfassungsgerichts 50, 166 – 177.
Bundesverfassungsgericht 1. Senat (1979): Beschluss vom 28. Februar 1979. Az: 1 BvR 317/74. In: Entscheidungen des Bundesverfassungsgerichts 50, 256 – 264.
Bundesverfassungsgericht 2. Senat (1979): Beschluss vom 25. Juli 1979. Az: 2 BvR 878/74. In: Entscheidungen des Bundesverfassungsgerichts 52, 131 – 187.
Bundesverfassungsgericht 1. Senat (1979): Beschluss vom 16. Oktober 1979. Az: 1 BvL 51/79. In: Entscheidungen des Bundesverfassungsgerichts 52, 277 – 283.

Bundesverfassungsgericht 1. Senat (1979): Beschluss vom 20. Dezember 1979. Az: 1 BvR 385/77. In: Entscheidungen des Bundesverfassungsgerichts 53, 30 – 96.
Bundesverfassungsgericht 1. Senat (1980): Beschluss vom 2. Juli 1980. Az: 1 BvR 147/80, 1 BvR 181/80, 1 BvR 182/80. In: Entscheidungen des Bundesverfassungsgerichts 54, 341 – 363.
Bundesverfassungsgericht 1. Senat (1980): Beschluss vom 7. Oktober 1980. Az: 1 BvL 50/79, 1 BvL 89/79, 1 BvR 240/79. In: Entscheidungen des Bundesverfassungsgerichts 55, 72 – 95.
Bundesverfassungsgericht 1. Senat (1981): Beschluss vom 14. Januar 1981. Az: 1 BvR 612/72. In: Entscheidungen des Bundesverfassungsgerichts 56, 54 – 86.
Bundesverfassungsgericht 1. Senat (1982): Beschluss vom 19. Oktober 1982. Az: 1 BvL 34, 55/80. In: Entscheidungen des Bundesverfassungsgerichts 61, 126 – 138.
Bundesverfassungsgericht 2. Senat (1987): Beschluss vom 12. Mai 1987. Az: 2 BvR 1226/83, 2 BvR 101/84, 2 BvR 313/84. In: Entscheidungen des Bundesverfassungsgerichts 76, 1 – 83.
Bundesverfassungsgericht 2. Senat (1987): Beschluss vom 29. Oktober 1987. Az: 2 BvR 624/83, 2 BvR 1080/83, 2 BvR 2029/83. In: Entscheidungen des Bundesverfassungsgerichts 77, 170 – 240.
Bundesverfassungsgericht 1. Senat (1988): Beschluss vom 10. Mai 1988. Az: 1 BvR 482/84, 1 BvR 1166/85. In: Entscheidungen des Bundesverfassungsgerichts 78, 179 – 200.
Bundesverfassungsgericht 1. Senat (1992): Beschluss vom 20. Oktober 1992. Az: 1 BvR 698/89. In: Entscheidungen des Bundesverfassungsgerichts 87, 209 – 233.
Bundesverfassungsgericht 1. Senat (1992): Beschluss vom 17. November 1992. Az: 1 BvR 168/89, 1 BvR 1509/89, 1 BvR 638/90, 1 BvR 639/90. In: Entscheidungen des Bundesverfassungsgerichts 87, 363 – 394.
Bundesverfassungsgericht 2. Senat (1993): Urteil vom 28. Mai 1993. Az: 2 BvF 2/90, 2 BvF 4/92, 2 BvF 5/92. In: Entscheidungen des Bundesverfassungsgerichts 88, 203 – 366.
Bundesverfassungsgericht 1. Senat (1994): Beschluss vom 11. Januar 1994. Az: 1 BvR 434/87. In: Entscheidungen des Bundesverfassungsgerichts 90, 1 – 21.
Bundesverfassungsgericht 1. Senat (1995): Urteil vom 10. Januar 1995. Az: 1 BvF 1/90, 1 BvR 342/90, 1 BvR 348/90. In: Entscheidungen des Bundesverfassungsgerichts 92, 26 – 53.
Bundesverfassungsgericht 1. Senat (1995): Beschluss vom 10. Oktober 1995. Az: 1 BvR 1476/91, 1 BvR 1980/91, 1 BvR 102/92, 1 BvR 221/92. In: Entscheidungen des Bundesverfassungsgerichts 93, 266 – 319.
Bundesverfassungsgericht 1. Senat (1997): Beschluss vom 26. Februar 1997. Az: 1 BvR 1864/94, 1 BvR 1102/95. In: Entscheidungen des Bundesverfassungsgerichts 95, 193 – 219.
Bundesverfassungsgericht 1. Senat (1997): Beschluss vom 8. Oktober 1997. Az: 1 BvR 9/97. In: Entscheidungen des Bundesverfassungsgerichts 96, 288 – 315.
Bundesverfassungsgericht 1. Senat (1998): Urteil vom 17. Februar 1998. Az: 1 BvF 1/94. In: Entscheidungen des Bundesverfassungsgerichts 97, 228 – 270.
Bundesverfassungsgericht 1. Senat (2000): Beschluss vom 19. Juli 2000. Az: 1 BvR 539/96. In: Entscheidungen des Bundesverfassungsgerichts 102, 197 – 224.

Bundesverfassungsgericht 1. Senat (2003): Beschluss vom 11. März 2003. Az: 1 BvR 426/02. In: Entscheidungen des Bundesverfassungsgerichts 107, 275 – 286.
Bundesgerichtshof IVa – Zivilsenat (1986): Urteil vom 17. 12. 1986. Az: IVa ZR 78/85. In: Entscheidungen des Bundesgerichtshofs 99, 228 – 236.
Bundesgerichtshof VI – Zivilsenat (1995): Urteil vom 27. 06. 1995. Az: VI ZR 32/94. In: Neue Juristische Wochenschrift 48(37), 2407 – 2410.
Kammergericht Berlin 3. Strafsenat (2008): Beschluss vom 09. Oktober 2008. Az: 3 Ws 139/08, 1 AR 678/06 – 3 Ws 139/08.
Landgericht Berlin 12. große Strafkammer (2009): Urteil vom 14. Mai 2009. Az: (512) 1 Kap Js 1424/06 KLs (26/08).

Literaturverzeichnis

Antoine, Jörg (2001): Der Zusammenhang zwischen Menschenwürde und Lebensschutz. In: Zeitschrift für Lebensrecht 10(1), 16–19.
Arndt, Melanie (2004): Biotechnologie in der Medizin. Recht und Praxis. München: C. H. Beck.
Aubel, Tobias (2004): Das Menschenwürde-Argument im Polizei- und Ordnungsrecht. In: Die Verwaltung 37(2), 229–253.
Baumgartner, Hans Michael / Honnefelder, Ludger / Wickler, Wolfgang / Wildfeuer, Armin G. (1997): Menschenwürde und Lebensschutz: Philosophische Aspekte. In: Rager, Günter (Hg.): Beginn, Personalität und Würde des Menschen. Freiburg: Alber, 161–242.
Beckmann, Rainer (2001): Rechtsfragen der Präimplantationsdiagnostik. In: Medizinrecht 19(4), 169–177.
Beckmann, Rainer (2003): Wachsendes Lebensrecht? – Erwiderung zu Dreier, ZRP 2002, 377. In: Zeitschrift für Rechtspolitik 36(3), 97–101.
Benda, Ernst (2001): Verständigungsversuche über die Würde des Menschen. In: Neue Juristische Wochenschrift 54(30), 2147–2148.
Benda, Ernst (2002): Was darf der Mensch? Rechtliche Grenzen der Bioethik – Interview mit Prof. Dr. Ernst Benda und Prof. Dr. Friedhelm Hufen. In: Deutsche Richter-Zeitung 80(5), 175–183.
Bernat, Erwin (2006): Pränatale Diagnostik und Präimplantationsdiagnostik: Gibt es ein Recht auf informierte Fortpflanzung? In: Kern, Bernd-Rüdiger / Wadle, Elmar / Schroeder, Klaus-Peter / Katzenmeier, Christian (Hg.): HUMANIORA. Medizin – Recht – Geschichte. Festschrift für Adolf Laufs zum 70. Geburtstag. Berlin: Springer, 671–701.
Bioethik-Kommission Rheinland-Pfalz (1999): Bericht der Bioethik-Kommission zur Präimplantationsdiagnostik – Thesen zu den medizinischen, rechtlichen und ethischen Problemstellungen. Herausgegeben vom Ministerium der Justiz Rheinland-Pfalz. Alzey [zitiert als Bioethik-Kommission 1999].
Birnbacher, Dieter (2004): Prinzip der »Pietät« – Begründung der (begrenzten) Schutzwürdigkeit früher Embryonen. In: Ethik in der Medizin 16(2), 155–159.
Böcher, Urs Peter (2004): Präimplantationsdiagnostik und Embryonenschutz. Zu den

Problemen der strafrechtlichen Regelung eines neuen medizinischen Verfahrens. Göttingen: Vandenhoeck & Ruprecht.

Böckenförde, Ernst-Wolfgang (2001): »Das Tor zur Selektion ist geöffnet«. In: Geyer, Christian (Hg.): Biopolitik. Die Positionen. Frankfurt a.M.: Suhrkamp, 112–115.

Böckenförde, Ernst-Wolfgang (2003): Menschenwürde als normatives Prinzip – Die Grundrechte in der bioethischen Debatte. In: Juristenzeitung 58(17), 809–815.

Böckenförde-Wunderlich, Barbara (2002): Präimplantationsdiagnostik als Rechtsproblem. Ärztliches Standesrecht, Embryonenschutzgesetz, Verfassung. Tübingen: Mohr Siebeck.

Böckenförde-Wunderlich, Barbara (2003): Präimplantationsdiagnostik zwischen Fortpflanzungsfreiheit und Embryonenschutz. In: Zeitschrift für medizinische Ethik 49(4), 397–409.

Bodden-Heidrich, Ruth / Cremer, Thomas / Decker, Karl / Hepp, Hermann / Jäger, Willi / Rager, Günter / Wickler, Wolfgang (1997): Beginn und Entwicklung des Menschen: Biologisch-medizinische Grundlagen und ärztlich-klinische Aspekte. In: Rager, Günter (Hg.): Beginn, Personalität und Würde des Menschen. Freiburg: Alber, 15–159.

Braun, Kathrin (2000): Menschenwürde und Biomedizin. Zum philosophischen Diskurs der Bioethik. Frankfurt: Campus.

Bundesärztekammer (BÄK) (2000): Stellungnahme der Bundesärztekammer zur Präimplantationsdiagnostik. Diskussionsentwurf zu einer Richtlinie zur Präimplantationsdiagnostik. In: Zeitschrift für Lebensrecht 9(1), 25–29.

Bundesärztekammer (BÄK) (2006): (Muster-) Richtlinie zur Durchführung der assistierten Reproduktion. Novelle 2006. In: Deutsches Ärzteblatt 103(20), A – 1392–1403.

Bundesrat (2008): Gesetzentwurf der Bundesregierung. Entwurf eines Gesetzes über genetische Untersuchungen bei Menschen (Gendiagnostikgesetz – GenDG). BR-Drs. 633/08 vom 29. August 2008. URL http://217.79.215.188/dip21/brd/2008/0633–08.pdf [14. 08. 2009].

Coester-Waltjen, Dagmar (1984): Befruchtungs- und Gentechnologie bei Menschen – rechtliche Probleme von morgen? In: Zeitschrift für das gesamte Familienrecht 31(3), 230–236.

Das Präsidium der Deutschen Gesellschaft für Medizinrecht e. V. (DGMR) (2005): Einbecker Empfehlungen zu Rechtsfragen der Präimplantationsdiagnostik. 11. Einbecker Workshop November 2004. In: Medizinrecht 23(2), 117–118.

Däubler-Gmelin, Herta (2001): »Die Würde des Embryos ist unbezweifelbar«. In: Geyer, Christian (Hg.): Biopolitik. Die Positionen. Frankfurt a.M.: Suhrkamp, 121–139.

Dederer, Hans-Georg (2002): Menschenwürde des Embryos in vitro? Der Kristallisationspunkt der Bioethik – Debatte am Beispiel des therapeutischen Klonens. In: Archiv des öffentlichen Rechts 127(1), 1–26.

Denninger, Erhard (2003): Embryo und Grundgesetz. Schutz des Lebens und der Menschenwürde vor Nidation und Geburt. In: Kritische Vierteljahresschrift für Gesetzgebung und Rechtswissenschaft 86(2), 191–209.

Deutscher Bundestag (1995): Beschlussempfehlung und Bericht des Ausschusses für Familie, Frauen, Senioren und Jugend (13. Ausschuss). BT-Drs. 13/1850 vom 28. Juni 1995. URL http://dip21.bundestag.de/dip21/btd/13/018/1301850.pdf [14. August 2009].

Deutscher Bundestag (2006): Gesetzentwurf der Abgeordneten Birgitt Bender, Volker Beck (Köln), et al. Entwurf eines Gesetzes über genetische Untersuchungen bei Menschen (Gendiagnostikgesetz – GenDG). BT-Drs. 16/3233 vom 03. November 2006. URL http://dip21.bundestag.de/dip21/btd/16/032/1603233.pdf [14. 08. 2009].
Djie, Susanne Sioe San (2001): Präimplantationsdiagnostik aus rechtlicher Sicht. Aachen: Shaker.
Dreier, Horst (1995): Menschenwürdegarantie und Schwangerschaftsabbruch. In: Die Öffentliche Verwaltung 48(24), 1036–1040.
Dreier, Horst (2002a): Lebensschutz und Menschenwürde in der bioethischen Diskussion. In: Reuter, Hans-Richard / Dreier, Horst / Huber, Wolfgang (Hg.): Bioethik und Menschenwürde. Münster: Lit, 9–49.
Dreier, Horst (2002b): Stufungen des vorgeburtlichen Lebensschutzes. In: Zeitschrift für Rechtspolitik 35(9), 377–383.
Dreier, Horst (2004): Grundgesetz – Kommentar, Bd. 1, Art. 1 – 19. 2. Aufl. Tübingen: Mohr Siebeck [zitiert als Dreier / Bearbeiter 2004].
Dreier, Horst (2007): Grenzen des Tötungsverbots – Teil 1. In: JuristenZeitung 62(6), 261–270.
Eibach, Ulrich (2001): Präimplantationsdiagnostik – Selektion vor der Schwangerschaft. Eine christlich-ethische Beurteilung. In: Bundesministerium für Gesundheit (Hg.): Fortpflanzungsmedizin in Deutschland – Wissenschaftliches Symposium des Bundesministeriums für Gesundheit in Zusammenarbeit mit dem Robert Koch-Institut vom 24.–26. Mai 2000 in Berlin. Baden-Baden: Nomos, 209–214.
Eibach, Ulrich (2003): Präimplantationsdiagnostik (PID) – Grundsätzliche ethische und rechtliche Probleme. In: Medizinrecht 21(8), 441–450.
Enders, Christoph (2003): Würde- und Lebensschutz im Konfliktfeld von Biotechnologie und Fortpflanzungsmedizin. In: Juristische Ausbildung 25(10), 666–674.
Enquêtekommission »Recht und Ethik der modernen Medizin« (2002): Schlußbericht der Enquetêkommission »Recht und Ethik der modernen Medizin« vom 14. Mai 2002. BT-Drs. 14 / 9020 [zitiert als Enquêtekommission].
Erlinger, Rainer (2007): Strafrechtliche Würdigung der PID: Zum Streitstand. In: Dierks, Christian / Wienke, Albrecht / Eisenmenger, Wolfgang (Hg.): Rechtsfragen der Präimplantationsdiagnostik. Berlin: Springer, 65–81.
European Commission. Joint Research Centre (2007): Preimplantation Genetic Diagnosis in Europe. URL http://ipts.jrc.ec.europa.eu [15. 07. 2008].
Faßbender, Kurt (2001): Präimplantationsdiagnostik und Grundgesetz. In: Neue Juristische Wochenschrift 54(38), 2745–2753.
Fraling, Bernhard (2003): Entscheidungen am Anfang. Ethische Bewertung von Präimplantationsdiagnostik und Stammzellenforschung. In: Zeitschrift für medizinische Ethik 49(2), 137–149.
Frommel, Monika (2007): Deutscher Mittelweg in der Anwendung des Embryonenschutzgesetzes (ESchG) mit einer an den aktuellen wissenschaftlichen Kenntnisstand orientierten Auslegung der für die Reproduktionsmedizin zentralen Vorschrift des § 1, Abs. 1, Nr. 5 ESchG unter besonderer Berücksichtigung der Entstehungsgeschichte des ESchG. In: Journal für Reproduktionsmedizin und Endokrinologie 4(1), 27–33.
Fülle, Franca (2007): Embryonenforschung und Embryonenschutz. Rechtliche Rahmen-

bedingungen sowie nationale, regionale und internationale Standards der pränatalen Biomedizin. Frankfurt a.M.: Peter Lang.

Fumagalli, Manuel (2006): Rechtsprobleme vorgeburtlicher Diagnoseverfahren. Die personenrechtliche Begründung von Pränataldiagnostik und Präimplantationsdiagnostik. Frankfurt a.M.: Peter Lang.

Geddert-Steinacher, Tatjana (1990): Menschenwürde als Verfassungsbegriff. Aspekte der Rechtsprechung des Bundesverfassungsgerichts zu Art. 1 Abs. 1 Grundgesetz. Berlin: Duncker & Humblot.

Geiger, Jutta / Lampe, Claudia von (1994): Das zweite Urteil des Bundesverfassungsgerichts zum Schwangerschaftsabbruch: – BVerfG, Urteil vom 28. Mai 1993 – 2 BvF 2 / 90, 4 / 92, 5 / 92 – Ein Schritt vorwärts, zwei Schritte zurück. In: Juristische Ausbildung 16(1), 20–30.

Gerhardt, Volker (2004): Die angeborene Würde des Menschen. Aufsätze zur Biopolitik. Berlin: Parerga.

Giwer, Elisabeth (2001): Rechtsfragen der Präimplantationsdiagnostik. Eine Studie zum rechtlichen Schutz des Embryos im Zusammenhang mit der Präimplantationsdiagnostik unter besonderer Berücksichtigung grundrechtlicher Schutzpflichten. Berlin: Duncker & Humblot.

Graumann, Sigrid (1998): »Präimplantationsgenetik« – Ein wünschenswertes und moralisch legitimes Ziel des Fortschritts in der vorgeburtlichen Medizin? In: Düwell, Marcus / Mieth, Dietmar (Hg.): Ethik in der Humangenetik. Die neueren Entwicklungen der genetischen Frühdiagnostik aus ethischer Perspektive. Tübingen: Francke, 383–413.

Green, Ronald M. (2001): Der Tag wird kommen. In: Frankfurter Allgemeine Zeitung 278 (29.11.2001), 55.

Griesinger, Georg / Felberbaum, Ricardo / Hepp, Hermann / Diedrich, Klaus (2008): Reproduktionsmedizin in Deutschland und im internationalen Vergleich. In: Friedrich-Ebert-Stiftung (Hg.): Reproduktionsmedizin im internationalen Vergleich. Wissenschaftlicher Sachstand, medizinische Versorgung und gesetzlicher Regelungsbedarf. Berlin, 22–61.

Griesinger, Georg / Schultze-Mosgau, Askan / Finas, Dominique / Felberbaum, Ricardo / Diedrich, Klaus (2003): Präimplantationsdiagnostik: Methode und Anwendung aus reproduktionsmedizinischer Sicht. In: Zeitschrift für medizinische Ethik 49(4), 325–342.

Gropp, Stephanie (2005): Schutzkonzepte des werdenden Lebens. Frankfurt a.M.: Peter Lang.

Grüber, Katrin (2003): Präimplantationsdiagnostik – Praxis und rechtliche Regulierung in Belgien. In: Institut Mensch, Ethik und Wissenschaft. URL http://www.imew.de/index.php?id=239 [15.09.2008].

Harris, John (1995): Der Wert des Lebens – Eine Einführung in die medizinische Ethik. Herausgegeben von Ursula Wolf. Berlin: Akademie.

Hartleb, Torsten (2006): Grundrechtsvorwirkungen in der bioethischen Debatte – alternative Gewährleistungsdimensionen von Art. 2 II 1 GG und Art. 1 I GG. In: Deutsches Verwaltungsblatt 121(11), 672–680.

Haßmann, Holger (2003): Embryonenschutz im Spannungsfeld internationaler Men-

schenrechte, staatlicher Grundrechte und nationaler Regelungsmodelle zur Embryonenforschung. Berlin: Springer.
Hepp, Hermann (2000): Präimplantationsdiagnostik – medizinische, ethische und rechtliche Aspekte. In: Deutsches Ärzteblatt 97(18), A – 1213 – 1221.
Hepp, Hermann (2003): Pränatalmedizin und Embryonenschutz – ein Widerspruch der Werte. In: Zeitschrift für medizinische Ethik 49(9), 343–359.
Herdegen, Matthias (2001): Die Menschenwürde im Fluß des bioethischen Diskurses. In: Juristenzeitung 56(15/16), 773–779.
Herdegen, Matthias (2005): Der Würdeanspruch des Embryos in vitro – zur bilanzierenden Gesamtbetrachtung bei Art. 1 Abs. 1 GG. In: Söllner, Alfred / Gitter, Wolfgang / Waltermann, Raimund / Giesen, Richard / Ricken, Oliver (Hg.): Gedächtnisschrift für Meinhard Heinze. München: C. H. Beck, 357–366.
Hermes, Georg (1987): Das Grundrecht auf Schutz von Leben und Gesundheit – Schutzpflicht und Schutzanspruch aus Art. 2 Abs. 2 Satz 1 GG. Heidelberg: C. F. Müller.
Herzog, Volker (2003): Lebensbeginn und Schutzwürdigkeit des Embryos aus Sicht eines Biologen. In: Beckmann, Rainer / Löhr, Mechthild (Hg.): Der Status des Embryos, Medizin – Ethik – Recht. Würzburg: Naumann, 34–38.
Hescheler, Jürgen / Feld, Michael (2003): Der entschlüsselte Mensch – Naturwissenschaftliche Grundlagen. In: Stiftung Gesellschaft für Rechtspolitik, Institut für Rechtspolitik an der Universität Trier (Hg.): Bitburger Gespräche, Jahrbuch 2002 / II. München: C. H. Beck, 5–24.
Hesse, Konrad (1999): Grundzüge des Verfassungsrechts der Bundesrepublik Deutschland. 20. Aufl. Heidelberg: Müller.
Heun, Werner (2002): Embryonenforschung und Verfassung – Lebensrecht und Menschenwürde des Embryos. In: Juristenzeitung 57(11), 517–524.
Heyer, Martin / Dederer, Hans-Georg (2007): Präimplantationsdiagnostik, Embryonenforschung, Klonen. Ein vergleichender Überblick zur Rechtslage in ausgewählten Ländern. In: DRZE – Deutsches Referenzzentrum für Ethik in den Biowissenschaften (Hg.): Sachstandsberichte des DRZE, Bd. 3. Freiburg: Alber.
Hilgendorf, Eric (1996): Scheinargumente in der Abtreibungsdiskussion – am Beispiel des Erlanger Schwangerschaftsfalls. In: Neue Juristische Wochenschrift 49(12), 758–762.
Hillgruber, Christian (2008): Stellungnahme zur öffentlichen Anhörung »Änderung des Stammzellgesetzes« am 03. März 2008. Leitfragen und Antworten zur Anhörung des Ausschusses. In: Deutscher Bundestag, Ausschuss für Bildung, Forschung und Technikfolgenabschätzung, A-Drs. 16(18)336a.
Hoerster, Norbert (1983): Zur Bedeutung des Prinzips der Menschenwürde. In: Juristische Schulung, 23(2), 93–96.
Hoerster, Norbert (1995): Abtreibung im säkularen Staat – Argumente gegen den § 218. 2. Aufl. Frankfurt a.M.: Suhrkamp.
Höffe, Otfried (2002): Medizin ohne Ethik? Frankfurt a.M.: Suhrkamp.
Höfling, Wolfram (1995): Die Unantastbarkeit der Menschenwürde – Annäherung an einen schwierigen Verfassungsrechtssatz. In: Juristische Schulung 35(10), 857–862.
Höfling, Wolfram (2001): Reprogenetik und Verfassungsrecht. Köln: Dr. Otto Schmidt.

Hofmann, Hasso (1986): Biotechnik, Gentherapie, Genmanipulation – Wissenschaft im rechtsfreien Raum? In: Juristenzeitung 41(6), 253–260.

Hofmann, Hasso (1990): Die Pflicht des Staates zum Schutz des menschlichen Lebens. In: Schlüchter, Ellen / Laubenthal, Klaus (Hg.): Recht und Kriminalität, Festschrift für Friedrich-Wilhelm Krause zum 70. Geburtstag. Köln: Heymann, 115–122.

Hofmann, Hasso (1993): Die versprochene Menschenwürde. In: Archiv des öffentlichen Rechts 118(3), 353–377.

Honnefelder, Ludger (2001): Status des Embryos: Ethisch-philosophische Aspekte. In: Bundesministerium für Gesundheit (Hg.): Fortpflanzungsmedizin in Deutschland – Wissenschaftliches Symposium des Bundesministeriums für Gesundheit in Zusammenarbeit mit dem Robert Koch-Institut vom 24.–26. Mai 2000 in Berlin. Baden-Baden: Nomos, 76–80.

Honnefelder, Ludger (2003): Pro Kontinuumsargument: Die Begründung des moralischen Status des menschlichen Embryos aus der Kontinuität der Entwicklung des ungeborenen zum geborenen Menschen. In: Damschen, Gregor / Schönecker, Dieter (Hg.): Der moralische Status menschlicher Embryonen. Pro und contra Spezies-, Kontinuums-, Identitäts- und Potentialitätsargument. Berlin: de Gruyter, 61–81.

Hörnle, Tatjana (2003): Menschenwürde und Lebensschutz. In: Archiv für Rechts- und Sozialphilosophie 89(3), 318–338.

Hoyer, Andreas (2002): Embryonenschutz und Menschenwürde. In: Kühne, Hans-Heiner / Jung, Heike / Kreuzer, Arthur / Wolter, Jürgen (Hg.): Festschrift für Klaus Rolinski zum 70. Geburtstag am 11. Juli 2002. Baden-Baden: Nomos, 81–93.

Hufen, Friedhelm (2000): Zur verfassungsrechtlichen Beurteilung der Präimplantationsdiagnostik. Thesen zur öffentlichen Anhörung der Enquêtekommission »Recht und Ethik der modernen Medizin« am 13.11.2000. URL http://webarchiv.bundestag.de/archive/2007/0108/ftp/pdf_arch/med_huf.pdf [11.08.2009].

Hufen, Friedhelm (2001): Präimplantationsdiagnostik aus verfassungsrechtlicher Sicht. In: Medizinrecht 19(9), 440–451.

Hufen, Friedhelm (2002): Was darf der Mensch? Rechtliche Grenzen der Bioethik – Interview mit Prof. Dr. Ernst Benda und Prof. Dr. Friedhelm Hufen. In: Deutsche Richter-Zeitung 80(5), 175–183.

Hufen, Friedhelm (2004a): Erosion der Menschenwürde? In: Juristenzeitung 59(7), 313–318.

Hufen, Friedhelm (2004b): Schlußwort. In: Juristenzeitung 59(20), 1011–1012.

Human Fertilisation and Embryology Authority (HFEA) (2001): HFEA to allow tissue typing in conjunction with preimplantation genetic diagnosis. (Pressemeldung v. 13.12.2001). URL http://www.hfea.gov.uk/en/960.html [14.10.2008].

Huwe, Juliane (2006): Strafrechtliche Grenzen der Forschung an menschlichen Embryonen und embryonalen Stammzellen. Eine Untersuchung zu ESchG und StZG unter besonderer Berücksichtigung internationalstrafrechtlicher Bezüge. Hamburg: Dr. Kovac.

Iliadou, Ekaterini (1999): Forschungsfreiheit und Embryonenschutz. Eine verfassungs- und europarechtliche Untersuchung der Forschung an Embryonen. Berlin: Duncker & Humblot.

Ipsen, Jörn (2001): Der »verfassungsrechtliche Status« des Embryos in vitro. In: Juristenzeitung 56(20), 989–996.

Ipsen, Jörn (2004): Zur Zukunft der Embryonenforschung. In: Neue Juristische Wochenschrift 57(5), 268–270.

Isensee, Josef (2002): Der grundrechtliche Status des Embryos. In: Höffe, Otfried / Honnefelder, Ludger / Isensee, Josef / Kirchhof, Paul (Hg.): Gentechnik und Menschenwürde – An den Grenzen von Ethik und Recht. Köln: DuMont, 37–77.

Jarass, Hans D. (1985): Grundrechte als Wertentscheidungen bzw. objektivrechtliche Prinzipien in der Rechtsprechung des Bundesverfassungsgerichts. In: Archiv des öffentlichen Rechts, 363–397.

Jarass, Hans D. / Pieroth, Bodo (2007): Grundgesetz für die Bundesrepublik Deutschland – Kommentar. 9. Aufl. München: C. H. Beck [zitiert als Jarass / Bearbeiter 2007].

Joerden, Jan C. (2003): Menschenleben – Ethische Grund- und Grenzfragen des Medizinrechts. Stuttgart: Steiner.

Kaisenberg, Constantin von / Jonat, Walter / Kaatsch, Hans-Jürgen (2005): Spätinterruptio und Fetozid – das Kieler Modell. In: Deutsches Ärzteblatt 102(3), B – 108–112.

Kaminsky, Carmen (1998): Embryonen, Ethik und Verantwortung – Eine kritische Analyse der Statusdiskussion als Problemlösungsansatz angewandter Ethik. Tübingen: Mohr Siebeck.

Kant, Immanuel (1994): Grundlegung zur Metaphysik der Sitten. Herausgegeben von Karl Vorländer. 7., durchges. Aufl. Hamburg: Meiner (Philosophische Bibliothek, 41).

Keller, Rolf / Günther, Hans-Ludwig / Kaiser, Peter (1992): Embryonenschutzgesetz, Kommentar zum Embryonenschutzgesetz. Stuttgart: W. Kohlhammer.

Kersten, Jens (2004): Das Klonen von Menschen – Eine verfassungs-, europa- und völkerrechtliche Kritik. Tübingen: Mohr Siebeck.

Kipke, Roland (2001): Mensch und Person. Der Begriff der Person in der Bioethik und die Frage nach dem Lebensrecht aller Menschen. Berlin: Logos.

Kirchenamt der Evangelischen Kirche in Deutschland und Sekretariat der Deutschen Bischofskonferenz (1989): Gott ist ein Freund des Lebens. Herausforderungen und Aufgaben beim Schutz des Lebens; gemeinsame Erklärung des Rates der Evangelischen Kirche in Deutschland und der Deutschen Bischofskonferenz. Trier: Paulinus.

Kirchhof, Paul (2002): Genforschung und die Freiheit der Wissenschaft. In: Höffe, Otfried / Honnefelder, Ludger / Isensee, Josef / Kirchhof, Paul (Hg.): Gentechnik und Menschenwürde. An den Grenzen von Ethik und Recht. Köln: DuMont, 9–35.

Kloepfer, Michael (2002): Humangentechnik als Verfassungsfrage. In: Juristenzeitung 57(9), 417–428.

Klopfer, Karsten (2006): Verfassungsrechtliche Probleme der Forschung an humanen pluripotenten embryonalen Stammzellen und ihre Würdigung im Stammzellgesetz. Berlin: Duncker & Humblot.

Kluth, Winfried (2004): Stellungnahme zum Fragenkatalog (Fragen 15 – 41) der Enquêtekommission »Recht und Ethik der modernen Medizin« zum Thema »Neue Entwicklungen in der Stammzellforschung« vom 19.3.2004.

Kluth, Winfried (2007): Verfassungsrechtliche Rahmenbedingungen der Präimplantationsdiagnostik. In: Dierks, Christian / Wienke, Albrecht / Eisenmenger, Wolfgang (Hg.): Rechtsfragen der Präimplantationsdiagnostik. Berlin: Springer, 83–120.

Knoepffler, Nikolaus (2000): Menschliche Embryonen und medizinethische Konfliktfälle. In: Knoepffler, Nikolaus / Haniel, Anja (Hg.): Menschenwürde und medizinethische Konfliktfälle. Stuttgart: Hirzel, 55–66.

Knoepffler, Nikolaus (2003): Was definiert den Anfang des Menschen? Die Frage nach dem moralischen Status des Embryos. In: Schweidler, Walter / Neumann, Herbert A. / Brysch, Eugen (Hg.): Menschenleben – Menschenwürde; Interdisziplinäres Symposium zur Bioethik. Münster: Lit, 243–255.

Koenig, Christian / Beer, Daniela / Busch, Christiane / Müller, Eva-Maria (2003): Rechtsgutachten – Bestandsaufnahme und Handlungsbedarf hinsichtlich des Übereinkommens zum Schutz der Menschenrechte und der Menschenwürde im Hinblick auf die Anwendung von Biologie und Medizin und seiner Zusatzprotokolle – Im Auftrag des Bundesministeriums der Justiz, AZ: 9510 / 91–1–9–1–33 877 / 2002, Juli 2003, ERK, Kom.-Drs. 15 / 80.

Kollek, Regine (2000): Präimplantationsdiagnostik. Embryonenselektion, weibliche Autonomie und Recht. Tübingen: Francke.

Kopernock, Martin (1997): Das Grundrecht auf bioethische Selbstbestimmung. Zur Rekonstruktion des allgemeinen Persönlichkeitsrechts. Baden-Baden: Nomos.

Krings, Günter (2003): Grund und Grenzen grundrechtlicher Schutzansprüche – Die subjektiv-rechtliche Rekonstruktion der grundrechtlichen Schutzpflichten und ihre Auswirkung auf die verfassungsrechtliche Fundierung des Verbrauchervertragsrechts. Berlin: Duncker & Humblot.

Kummer, Christian (2002): Läßt sich ein Zeitpunkt für den Beginn des personalen Menschseins angeben? In: Oduncu, Fuat S. / Schroth, Ulrich / Vossenkuhl, Wilhelm (Hg.): Stammzellenforschung und therapeutisches Klonen. Göttingen: Vandenhoeck & Ruprecht, 148–162.

Kunig, Philip (1993): Der Grundsatz informationeller Selbstbestimmung. In: Juristische Ausbildung 15(11), 595–604.

Lanzerath, Dirk (1998): Natürlichkeit der Person und mechanistisches Weltbild. In: Dreyer, Mechthild / Fleischhauer, Kurt (Hg.): Natur und Person im ethischen Disput. Freiburg: Alber, 81–104.

Latsiou, Charikleia Z. (2008): Präimplantationsdiagnostik. Rechtsvergleichung und bioethische Fragestellungen. Eine Diskussion angesichts der neuen Fortpflanzungsmedizin. Berlin: Duncker & Humblot.

Laufs, Adolf (1992): Fortpflanzungsmedizin und Arztrecht. Berlin: Duncker & Humblot.

Laufs, Adolf (2000): Fortpflanzungsmedizin und Menschenwürde. In: Neue Juristische Wochenschrift 53(37), 2716–2718.

Laufs, Adolf (2001): Präimplantationsdiagnostik – Juristische Überlegungen. In: Bundesministerium für Gesundheit (Hg.): Fortpflanzungsmedizin in Deutschland – Wissenschaftliches Symposium des Bundesministeriums für Gesundheit in Zusammenarbeit mit dem Robert Koch-Institut vom 24.–26. Mai 2000 in Berlin. Baden-Baden: Nomos, 204–208.

Lehmann, Karl (2002): Vom Anfang des Menschseins. In: Deutsche Richter-Zeitung 80(5), 192–195.

Leist, Anton (1990): Eine Frage des Lebens: Ethik der Abtreibung und künstlichen Befruchtung. Frankfurt a. M.: Campus.

Limbeck, Achim (2006): Embryonenschutzgesetz und Forschung an menschlichen

Stammzellen. Eine strafrechtliche Untersuchung der Forschung an menschlichen Stammzellen, insbesondere ihrer Herstellung zu Forschungszwecken vor dem Hintergrund des Embryonenschutzgesetzes. Lautertal: Dr. Stephan.

Lorenz, Dieter (2001a): Die verfassungsrechtliche Garantie der Menschenwürde und ihre Bedeutung für den Schutz menschlichen Lebens vor der Geburt. In: Zeitschrift für Lebensrecht 10(2), 38–49.

Lorenz, Dieter (2001b): Recht auf Leben und körperliche Unversehrtheit. In: Isensee, Josef / Kirchhof, Paul (Hg.): Handbuch des Staatsrechts der Bundesrepublik Deutschland, Bd. VI: Freiheitsrechte. 2. Aufl. Heidelberg: C. F. Müller, § 128.

Lübbe, Anna (1989): Embryonenschutz als Verfassungsfrage. In: Zeitschrift für Politik 36(2), 138–150.

Luhmann, Niklas (1999): Grundrechte als Institution – Ein Beitrag zur politischen Soziologie. 4. Aufl. Berlin: Duncker & Humblot.

Mangoldt, Hermann von / Klein, Friedrich / Starck, Christian (2005): Das Bonner Grundgesetz – Kommentar, Bd. 1: Präambel, Art. 1 bis 19. 5. Aufl. München: Vahlen [zitiert als von Mangoldt / Klein / Starck / Bearbeiter 2005].

Maunz, Theodor / Dürig, Günter (1994): Grundgesetz, Kommentar, Bd. 1: Art. 1 – 12. München: C. H. Beck. Loseblattsammlung. 31. Lieferung, Stand: Mai 1994 [zitiert als Maunz / Dürig / Dürig 1994].

Maunz, Theodor / Dürig, Günter (2008): Grundgesetz, Kommentar, Bd. 1: Gesetzestexte – Art. 5. München: C. H. Beck. Loseblattsammlung. 52. Lieferung, Stand: Mai 2008 [zitiert als Maunz / Dürig / Bearbeiter 2008].

Merkel, Reinhard (2001): Früheuthanasie – Rechtsethische und strafrechtliche Grundlagen ärztlicher Entscheidungen über Leben und Tod in der Neonatalmedizin. Baden-Baden: Nomos.

Merkel, Reinhard (2002a): Embryonenschutz, Grundgesetz und Ethik. In: Deutsche Richter-Zeitung 80(5), 184–191.

Merkel, Reinhard (2002b): Forschungsobjekt Embryo – Verfassungsrechtliche und ethische Grundlagen der Forschung an menschlichen embryonalen Stammzellen. München: dtv.

Merkel, Reinhard (2008): Stellungnahme zur öffentlichen Anhörung »Änderung des Stammzellgesetzes« am 03. März 2008. Leitfragen und Antworten zur Anhörung des Ausschusses. In: Deutscher Bundestag, Ausschuss für Bildung, Forschung und Technikfolgenabschätzung, A-Drs. 16(18)336g.

Middel, Annette (2006): Verfassungsrechtliche Fragen der Präimplantationsdiagnostik und des therapeutischen Klonens. Baden-Baden: Nomos.

Ministerium der Justiz Rheinland-Pfalz (Hg.) (2006): Bericht der Bioethik-Kommission zu Fortpflanzungsmedizin und Embryonenschutz. Medizinische, ethische und rechtliche Gesichtspunkte zum Revisionsbedarf von Embryonenschutz- und Stammzellgesetz. Abrufbar unter URL http://www.justiz.rlp.de [07.10.2008] [zitiert als Bioethik-Kommission 2006].

Müller-Terpitz, Ralf (2006): Der Embryo ist Rechtsperson, nicht Sache. In: Zeitschrift für Lebensrecht 15(2), 34–42.

Münch, Ingo von / Kunig, Philip (2000): Grundgesetz – Kommentar, Bd. 1: Präambel bis Art. 19. 5. Aufl. München: C. H. Beck [zitiert als von Münch / Kunig / Bearbeiter 2000].

Nationaler Ethikrat (2001): Zum Import menschlicher embryonaler Stammzellen, Stellungnahme. Berlin: Saladruck.
Nationaler Ethikrat (2003): Genetische Diagnostik vor und während der Schwangerschaft, Stellungnahme. Berlin: Saladruck.
Nationaler Ethikrat (2004): Klonen zu Fortpflanzungszwecken und Klonen zu biomedizinischen Forschungszwecken, Stellungnahme. Berlin: Druckhaus Berlin-Mitte.
Neidert, Rudolf (2002): Sollen genetische Analysen am frühen Embryo zugelassen werden? Präimplantationsdiagnostik in juristischer Sicht. In: Kreß, Hartmut / Racké, Kurt (Hg.): Medizin an den Grenzen des Lebens – Lebensbeginn und Lebensende in der bioethischen Kontroverse, Bd. 2. Münster: Lit, 33–61.
Neidert, Rudolf (2007): »Entwicklungsfähigkeit« als Schutzkriterium und Begrenzung des Embryonenschutzgesetzes. In: Medizinrecht 25(5), 279–286.
Nida-Rümelin, Julian (2001): Wo die Menschenwürde beginnt. In: Der Tagesspiegel (03.01.2001), 25.
Nüsslein-Volhard, Christiane (2001): Wann ist ein Tier ein Tier, ein Mensch kein Mensch? Eine wunderbare Symbiose: Die Befruchtung ist nur der halbe Weg zur Entwicklung des Individuums. In: Frankfurter Allgemeine Zeitung (02.10.2001), 55.
Nüsslein-Volhard, Christiane (2005): Forschung an menschlichen Embryonen? In: Knoepffler, Nikolaus / Schipanski, Dagmar / Sorgner, Stefan L. (Hg.): Humanbiotechnologie als gesellschaftliche Herausforderung. Freiburg: Alber, 25– 43.
Nys, Herman / Hansen, Bart (2007): Landesbericht Belgien. In: Eser, Albin / Koch, Hans-Georg / Seith, Carola (Hg.): Internationale Perspektiven zu Status und Schutz des extrakorporalen Embryos. International perspectives on the status and protection of the extracorporeal embryo. Rechtliche Regelungen und Stand der Debatte im Ausland. Baden-Baden: Nomos, 9–35.
Ossenbühl, Fritz (2001): Wissenschaftsfreiheit und Gesetzgebung. In: Dörr, Dieter / Fink, Udo / Hillgruber, Christian / Kempen, Bernhard / Murswiek, Dietrich (Hg.): Die Macht des Geistes, Festschrift für Hartmut Schiedermair. Heidelberg: C. F. Müller, 505–521.
Pieroth, Bodo / Schlink, Bernhard (2007): Staatsrecht II – Grundrechte. 23., neu bearb. Aufl. Heidelberg: C. F. Müller.
Prütting, Hans (2001): Die Präimplantationsdiagnostik – ein Umbruch im Familienrecht? In: Knothe, Hans-Georg / Kohler, Jürgen (Hg.): Status familiae, Festschrift für Andreas Wacke zum 65. Geburtstag am 28. April 2001. München: C. H. Beck, 375–388.
Rager, Günter (1996): Embryo – Mensch – Person: Zur Frage nach dem Beginn des personalen Lebens. In: Beckmann, Jan P. (Hg.): Fragen und Probleme einer medizinischen Ethik. Berlin: de Gruyter, 254–278.
Rager, Günter (2000): Präimplantationsdiagnostik und der Status des Embryos. In: Zeitschrift für medizinische Ethik 46(2), 81–89.
Ratzel, Rudolf / Heinemann, Nicola (1997): Zulässigkeit der Präimplantationsdiagnostik nach Abschnitt D, IV Nr. 14 Satz 2 (Muster-) Berufsordnung – Änderungsbedarf? In: Medizinrecht 15(12), 540–543.
Ratzel, Rudolf / Lippert, Hans-Dieter (2006): Kommentar zur Musterberufsordnung der deutschen Ärzte (MBO), 4. Aufl. Berlin: Springer.
Reiß, Marc (2006): Rechtliche Aspekte der Präimplantationsdiagnostik. Unter besonde-

rer Berücksichtigung der Rechte der von einem Verbot betroffenen Paare. Frankfurt a. M.: Peter Lang.
Renesse, Margot von (2001): Verbieten hilft nicht – Wer die PID verhindern will, muß sich fragen lassen, welches Recht er dazu hat. In: Geyer, Christian (Hg.): Biopolitik. Die Positionen. Frankfurt a. M.: Suhrkamp, 107–111.
Renzikowski, Joachim (2001): Die strafrechtliche Beurteilung der Präimplantationsdiagnostik. In: Neue Juristische Wochenschrift 54(38), 2753–2758.
Röger, Ralf (1999): Verfassungsrechtliche Probleme medizinischer Einflußnahme auf das ungeborene menschliche Leben im Lichte des technischen Fortschritts. Universität Köln (Habilitationsschrift).
Röger, Ralf (2000): Verfassungsrechtliche Grenzen der Präimplantationsdiagnostik. In: Juristen-Vereinigung Lebensrecht e. V. (Hg.): Referate der öffentlichen Veranstaltung vom 6. Mai 2000 in Würzburg. Köln: Kölner Universitätsverlag, 55–80.
Rosenau, Henning (2003): Reproduktives und therapeutisches Klonen. In: Amelung, Knut / Beulke, Werner / Lilie, Hans / Rosenau, Henning / Rüping, Hinrich / Wolfslast, Gabriele (Hg.): Strafrecht, Biorecht, Rechtsphilosophie – Festschrift für Hans-Ludwig Schreiber zum 70. Geburtstag am 10. Mai 2003. Heidelberg: C. F. Müller, 761–781.
Ruppel, Katja / Mieth, Dietmar (1998): Ethische Probleme der Präimplantationsdiagnostik. In: Düwell, Marcus / Mieth, Dietmar (Hg.): Ethik in der Humangenetik. Die neueren Entwicklungen der genetischen Frühdiagnostik aus ethischer Perspektive. Tübingen: Francke, 358–381.
Sachs, Michael (2007): Grundgesetz – Kommentar. 4. Aufl. München: C. H. Beck [zitiert als Sachs / Bearbeiter 2007].
Sacksofsky, Ute (2001): Der verfassungsrechtliche Status des Embryos in vitro. Gutachten für die Enquêtekommission des Deutschen Bundestages »Recht und Ethik der modernen Medizin«. URL http://webarchiv.bundestag.de/archive/2007/0108/parlament/gremien/kommissionen/archiv14/medi/medi_gut_sac.pdf [11. 8. 2009].
Sass, Hans-Martin (1994): Hirntod und Hirnleben: In: Sass, Hans-Martin (Hg.): Medizin und Ethik. Nachdruck Stuttgart: Reclam, 160–183.
Schlink, Bernhard (2002): Aktuelle Fragen des pränatalen Lebensschutzes: erweiterte Fassung eines Vortrages, gehalten vor der Juristischen Gesellschaft zu Berlin am 19. Dezember 2001. Berlin: de Gruyter.
Schmidt, Angelika (1991): Rechtliche Aspekte der Genomanalyse, insbesondere die Zulässigkeit genanalytischer Diagnostik sowie der Präimplantationsdiagnostik. Frankfurt a. M.: Peter Lang.
Schmidt-Jortzig, Edzard (2003): Rechtsfragen der Biomedizin. Berlin: Logos-Verlag.
Schneider, Susanne (2000): Auf dem Weg zur gezielten Selektion – Strafrechtliche Aspekte der Präimplantationsdiagnostik. In: Medizinrecht 18(8), 360–364.
Schneider, Susanne (2002): Rechtliche Aspekte der Präimplantations- und Präfertilisationsdiagnostik. Frankfurt a. M.: Peter Lang.
Schockenhoff, Eberhard (2004): Wie perfekt muß der Mensch sein? Chancen und Risiken der genetischen Medizin aus ethischer Sicht. In: Leonhardt, Annette (Hg.): Wie perfekt muß der Mensch sein? Behinderung, molekulare Medizin und Ethik. München: Reinhardt, 131–149.

Schönke, Adolf / Schröder, Horst (2006): Strafgesetzbuch – Kommentar. 27., neu bearb. Aufl. München: C. H. Beck [zitiert als Schönke / Schröder / Bearbeiter 2006].
Schreiber, Hans-Ludwig (2000): Von richtigen rechtlichen Voraussetzungen ausgehen – Zur rechtlichen Bewertung der Präimplantationsdiagnostik. In: Deutsches Ärzteblatt 97(17), A – 1135–1136.
Schreiber, Hans-Ludwig (2003): Die Würde des Menschen – eine rechtliche Fiktion? In: Medizinrecht 21(7), 367–372.
Schroth, Ulrich (2002a): Forschung mit embryonalen Stammzellen und Präimplantationsdiagnostik im Lichte des Rechts. In: Oduncu, Fuat S. / Schroth, Ulrich / Vossenkuhl, Wilhelm (Hg.): Stammzellenforschung und therapeutisches Klonen. Göttingen: Vandenhoeck & Ruprecht, 249–281.
Schroth, Ulrich (2002b): Forschung mit embryonalen Stammzellen und Präimplantationsdiagnostik im Lichte des Rechts. In: Juristenzeitung 57(4), 170–179.
Seith, Carola (2007): Status und Schutz des extrakorporalen Embryos. Eine rechtsvergleichende Studie. Baden-Baden: Nomos.
Sermon, K. / Michiels, A. / Harton, G. / Moutou, C. / Repping, S. / Scriven, P. / Sen-Gupta, S. / Traeger-Synodinos, J. / Vesela, K. / Viville, S. / Wilton, L. / Harper, J. (2007): ESHRE PGD Consortium data collection VI: cycles from January to December 2003 with pregnancy follow-up to October 2004. In: Human Reproduction 22(2), 323–336.
Simon, Jürgen (2005): Humanbiotechnologie als Herausforderung an das Recht. In: Knoepffler, Nikolaus / Schipanski, Dagmar / Sorgner, Stefan L. (Hg.): Humanbiotechnologie als gesellschaftliche Herausforderung. Freiburg: Alber, 107–122.
Singer, Peter (1999): Praktische Ethik. 2., rev. und erw. Aufl. Nachdruck Stuttgart: Reclam.
Spaemann, Robert (2004): Der Beginn des menschlichen Lebens. In: Zeitschrift für Lebensrecht 13(3), 62–66.
Spiekerkötter, Jörg (1989): Verfassungsfragen der Humangenetik: insbesondere Überlegungen zur Zulässigkeit der Genmanipulation sowie der Forschung an menschlichen Embryonen. Neuwied: Schweitzer.
Spranger, Matthias (2001): Verfassungsrechtliche Aspekte der Präimplantationsdiagnostik. In: Zeitschrift für Sozialhilfe und Sozialgesetzbuch, 40(5), 266–271.
Starck, Christian (2002): Verfassungsrechtliche Grenzen der Biowissenschaft und Fortpflanzungsmedizin. In: Juristenzeitung 57(22), 1065–1072.
Steinvorth, Ulrich (2002): Über den Anfang des menschlichen Individuums. In: Jahrbuch für Wissenschaft und Ethik, 165–178.
Taupitz, Jochen (2002a): Biomedizinische Forschung zwischen Freiheit und Verantwortung: der Entwurf eines Zusatzprotokolls über biomedizinische Forschung zum Menschenrechtsübereinkommen zur Biomedizin des Europarates. Berlin: Springer.
Taupitz, Jochen (2002b): Import embryonaler Stammzellen – Konsequenzen des Bundestagsbeschlusses vom 31.01.2001. In: Zeitschrift für Rechtspolitik 35(3), 111–115.
Taupitz, Jochen (2003): Rechtliche Regelung der Embryonenforschung im internationalen Vergleich. Berlin: Springer.
Vogt, Britta (2008): Methoden der künstlichen Befruchtung: »Dreierregel« versus »Single Embryo Transfer«. Konflikte zwischen Rechtslage und Fortschritt der Reproduk-

tionsmedizin in Deutschland im Vergleich mit sieben europäischen Ländern. Frankfurt a. M.: Peter Lang.
Vossenkuhl, Wilhelm (2002): Der ethische Status von Embryonen. In: Oduncu, Fuat S. / Schroth, Ulrich / Vossenkuhl, Wilhelm (Hg.): Stammzellenforschung und therapeutisches Klonen. Göttingen: Vandenhoeck & Ruprecht, 163–169.
Wachter, Katja Ria (2007): In-Vitro-Fertilisation: Vom Therapiemittel bei Fertilitätsstörungen zur Lebensplanungshilfe. Hamburg: Dr. Kovac.
Wagner, Hellmut (1998): Forschungsfreiheit und Regulierungsdichte. In: Neue Zeitschrift für Verwaltungsrecht 17(12), 1235–1242.
Weck, Monika Christine (2003): Vom Mensch zur Sache? Der Schutz des Lebens an seinen Grenzen. Aachen: Shaker.
Wert, Guido de (1998): Dynamik und Ethik der genetischen Präimplantationsdiagnostik – Eine Erkundung. In: Düwell, Marcus / Mieth, Dietmar (Hg.): Ethik in der Humangenetik. Die neueren Entwicklungen der genetischen Frühdiagnostik aus ethischer Perspektive. Tübingen: Francke, 327–357.
Wolf, Anne (2005): Staatliche Steuerung der Biotechnologie am Beispiel des Klonens von Menschen. Berlin: Duncker & Humblot.
Woopen, Christiane (1999): Präimplantationsdiagnostik und selektiver Schwangerschaftsabbruch – Zur Analogie von Embryonenselektion in vitro und Schwangerschaftsabbruch nach Pränataldiagnostik im Rahmen der medizinischen Indikation des § 218 a Abs. 2 StGB aus ethischer Perspektive. In: Zeitschrift für medizinische Ethik 45(3), 233–244.
Woopen, Christiane (2007): Substanzontologie versus Funktionsontologie – Wie bestimmen wir den Beginn und die Ansprüche schutzwürdigen menschlichen Lebens? In: Dierks, Christian / Wienke, Albrecht / Eisenmenger, Wolfgang (Hg.): Rechtsfragen der Präimplantationsdiagnostik. Berlin: Springer, 17–24.

III. Ethische Aspekte der Präimplantationsdiagnostik

Angela Schräer

1. Einführung

Wie im medizinischen Teil des Sachstandsberichts bereits ausführlich dargestellt, werden durch die Präimplantationsdiagnostik (PID) nach der Durchführung einer künstlichen Befruchtung Embryonen bzw. unbefruchtete Eizellen (bei der Polkörperdiagnostik) untersucht und abhängig vom Befund der Untersuchung vor dem Versuch der Herbeiführung einer Schwangerschaft vom weiteren Fortpflanzungsprozess ein- bzw. ausgeschlossen. In der aktuellen Diskussion um die ethische Beurteilung der PID lassen sich verschiedene Schwerpunkte feststellen. So wird zwischen Befürwortern und Kritikern der PID die Hochrangigkeit der Anwendungsziele kontrovers diskutiert. Diese beinhalten das Ermöglichen biologisch eigenen gesunden Nachwuchses für Paare mit genetisch bedingten vererbbaren Krankheiten, die Erhöhung der Erfolgsrate bei künstlichen Befruchtungen, das Screening auf altersbedingte Chromosomenanomalien, die nicht medizinisch bedingte Selektion des Geschlechts oder anderer Merkmale sowie die Selektion eines Embryos, der als geborener Mensch als Gewebespender für ein bereits lebendes, erkranktes Geschwisterkind infrage kommt. Die grundsätzliche Abwägung erfolgt dabei in der Regel zwischen Gesundheit, Vermeidung von zukünftigem Leid (des Kindes, der Mutter, der Eltern, der Familie) sowie der Frage nach den Grenzen reproduktiver Freiheit und Autonomie auf der einen Seite und den Rechten und Schutzansprüchen des Embryos auf der anderen Seite. In der Beobachtung des Diskurses wird deutlich, dass der Frage nach dem moralischen Status des Embryos eine besondere Rolle zukommt. Sie allein ist jedoch für eine umfassende ethische Beurteilung der PID nicht ausreichend, da auch eine grundlegende Bestimmung der Begriffe der Elternschaft, der verantworteten Elternschaft sowie des Zusammenhangs von Sorge und Verantwortung gegenüber noch nicht implantierten Embryonen und noch nicht geborenen Kindern erfolgen muss.

2. Ethische Legitimität und Hochrangigkeit der Ziele der PID

Hinsichtlich der ethischen Beurteilung der Legitimität der Anwendungsziele der PID bestehen erhebliche Kontroversen. Als eines der derzeitigen Anwendungsziele der PID gilt die Erhöhung der Chancen auf gesunden biologisch eigenen Nachwuchs ohne das Risiko genetische Krankheiten zu vererben, um den mit diesem Verfahren gezeugten Kindern, Eltern und Familien zukünftiges Leid durch Krankheit, Behinderung oder Tod zu ersparen. Darüber hinaus wird eine PID durchgeführt, um die Geburt eines Kindes, das als Gewebespender für ein bereits lebendes, erkranktes Geschwisterkind infrage kommt, herbeizuführen, um die Wahl des Geschlechts eines Kindes (aus sozialen oder anderen Gründen) vorherzubestimmen, um eine Steigerung der Erfolgsrate bei künstlichen Befruchtungen[1] zu erzielen sowie um eine Vermeidung von altersbedingten Aneuploidien zu erreichen.

2.1 *PID zur Selektion von Embryonen mit krankheitsbedingenden oder auf Behinderungen hinweisenden Merkmalen*

Bei der Anwendung der PID zur Vermeidung der Geburt kranker oder behinderter Kinder wird von Befürwortern der PID auf das zu erwartende Leid des Kindes, das möglicherweise sein Leben lang auf die Pflege und Hilfe anderer Menschen angewiesen sein wird und womöglich dauerhaft unter physischen Schmerzen oder der fehlenden Möglichkeit zur Kommunikation leiden wird, verwiesen. In anderen Beiträgen wird auch das Interesse des Paares / der Familie vorgetragen, die sich ein (möglicherweise) krankes oder behindertes Kind nicht zutrauen oder zumuten möchten.[2] Verschärft stellen sich diese Fragen der individuellen Belastbarkeit und des verantwortungsvollen Umgangs[3] mit besonders pflegebedürftigen Kindern bei Familien, die bereits mit einem behinderten oder kranken Kind leben und dieses versorgen. Abgelehnt wird diese Argumentation mit dem Verweis auf Alternativen (Polkörperdiagnostik, Adoption oder Ver-

[1] Die Wirksamkeit der PID zur Steigerung der Erfolgsrate bei künstlichen Befruchtungen wird aktuell bestritten von Mastenbroek et al. 2007: 9–17.

[2] Ausgeführt werden diese Unterscheidungen u.a. bei Mieth 2006 und bei Kollek 2002a.

[3] Vgl. die Ausführungen und Literaturhinweise zu PID und verantwortungsvoller Elternschaft im Abschnitt 2.3.

zicht auf eigenen biologischen Nachwuchs).[4] Zudem werden verschiedene Argumente für die volle Schutzwürdigkeit des Embryos angeführt.[5]

Kritiker merken an, dass diese Herangehensweise aus verschiedenen Gründen problematisch sei. So ist ihrer Ansicht nach das durch Krankheit oder Behinderung erfahrene Leid eine subjektive Größe. Durch die PID würde damit anhand einer nicht objektiv festlegbaren Größe ein Urteil über den Lebenswert eines anderen Menschen getroffen. Gerade im Bereich von Krankheit und Behinderung handele es sich dabei um eine unzulässige Fremdeinschätzung. Die Einschätzung Nichtbetroffener und die Selbsteinschätzung Betroffener stimmten oft nicht überein.[6] Zentral ist nach Meinung von Befürwortern und Kritikern an dieser Stelle auch die Schwierigkeit der Auswahl und der Begrenzung der zu diagnostizierenden Krankheiten bzw. der Merkmale und Selektionskriterien (Behinderungen, tödliche Krankheiten, spätmanifeste Krankheiten, nicht behandelbare Krankheiten und Krankheitsdispositionen). Eine solche Auswahl impliziert nämlich Bewertungen der Güter Gesundheit und Krankheit. Außerdem droht durch sie eine Definition davon, was ein lebenswertes oder auch lebensunwertes Leben ist. Während Befürworter der PID in der Festlegung der Kriterien im Zusammenhang mit dem medizinischen Fortschritt die Möglichkeit der Ausweitung von Anwendungsmöglichkeiten der PID durchaus positiv bewerten,[7] befürchten Kritiker[8] bei der Festlegung von Anwendungskriterien immer auch eine Ausweitung auf weitere Risikogruppen, vor allem für die Gruppe der spätmanifesten oder behandelbaren Krankheiten.

Es stellt sich die Frage, ab welcher Schwere von Leid es zulässig wäre, dieses durch einen Ausschluss des Embryos vom Transfer in den mütterlichen Organismus und damit von der Geburt zu verhindern. Wäre eine PID zulässig für nicht behandelbare oder verfrüht zum Tode führende Krankheiten, für Krankheitsdispositionen oder für Krankheiten, die sich erst spät manifestieren oder auch für solche, die behandelbar sind?[9] Ins-

---

4 Kollek 2002a; Schockenhoff 2005.

5 Vgl. dazu unten Abschnitt 4.

6 »Wo geistige Behinderungen das persönliche Glücksempfinden nicht beeinträchtigen, steht die mangelnde gesellschaftliche Akzeptanz sogar in diametralem Widerspruch zur tatsächlichen Selbsteinschätzung der Betroffenen.« (Fonk 1999: 153); vgl. auch Mackenzie / Scully 2007.

7 Kreß 2007.

8 Ruppel / Mieth 1998; Eibach 2003; Kollek 2002a.

9 Ein besonderer Fall liegt vor, wenn es sich um die Anwendung der PID bei spätmanifesten Krankheiten handelt, die nicht behandelbar sind und zu einer stark verkürzten Lebenserwartung führen, wie etwa bei einer frühmanifesten Form von Alzheimer oder der Huntingtonschen

besondere für Menschen, die an erst spät im Leben auftretenden Krankheiten leiden und für solche mit nicht zwangsläufig zum Ausbruch kommenden Krankheiten wäre das Leben vorher womöglich ein Leben bei guter Gesundheit. Befürworter einer Anwendung der PID für die Selektion von Embryonen mit bestimmten Krankheitsdispositionen und bei spätmanifesten Krankheiten sehen deren ethische Zulässigkeit in dem starken Bedürfnis der Eltern begründet ein gesundes Kind zu bekommen, dem das Leid erspart werde, kontinuierlich medizinisch überwacht zu werden oder mit der Angst zu leben, ein besonders hohes Risiko für eine bestimmte Krankheit wie beispielsweise Krebs zu tragen.[10] Dagegen wenden Kritiker ein, dass etwa die adenomatöse Polyposis coli, eine erbliche Veranlagung zum Dickdarmkrebs, im Erwachsenenalter ausbreche, zu einer Zeit also, zu der das Kind nicht mehr auf die Betreuung und Pflege seiner Eltern angewiesen ist, so dass sich die Frage stelle, ob in solchen Fällen, ebenso wie bei Krankheitsdispositionen, die Aussonderung eines genetisch belasteten Embryos nicht die Entscheidungskompetenz der Eltern und des Arztes übersteige.

In der Darstellung der Vorteile der PID wird von Befürwortern einer Zulassung der PID die Situation der erblich vorbelasteten Eltern in einer Art Güterabwägung gegen das Leben der verworfenen Embryonen gestellt. Kritiker merken an, dadurch werde suggeriert, dass bei einem grundsätzlichen Primat des Schutzes ungeborenen Lebens die Aspekte des Schweregrades einer Behinderung oder Krankheit, die Zukunftsprognose[11] sowie die gesundheitliche Gefährdung der zukünftigen Mutter in dem Maß zu berücksichtigen sind, dass der Schutzanspruch der Embryonen ihnen gegenüber zurücktreten könne. Sie argumentieren dagegen, dass, wenn dem Embryo als Mitglied der menschlichen Spezies der Personenstatus und damit einhergehend die menschliche Würde zugesprochen werde oder sie ihm zumindest nicht mit Sicherheit abgesprochen werden könne, sich an dieser Stelle nicht Güter gleicher Werthaftigkeit gegenüber stünden.

Krankheit. Hier spielt neben der Geburt eines nicht von der Krankheit betroffenen Kindes die Tatsache, dass das Kind einen Elternteil verlieren wird, während es noch von diesem abhängig ist, eine entscheidende Rolle. Robertson 2003; Towner / Loewy 2002.

[10] Robertson 2003: 467.

[11] Gerade in Bezug auf die Zukunftsprognosen und die Schwere der zu erwartenden Beeinträchtigung ist zu bedenken, dass Zukunftsprognosen sich mit dem Voranschreiten medizinischer Möglichkeiten verändern. Die Einschätzung des zu erwartenden Leids entspricht in jedem Fall einer Fremdeinschätzung, die nicht mit dem Selbstempfinden eines kranken oder behinderten Menschen gleichzusetzen ist.

2.2 PID und die Zulässigkeit des Schwangerschaftsabbruchs nach PND

In der Diskussion um eine Zulassung der PID wird häufig ein gewisses Unverständnis hinsichtlich der rechtlichen Zulässigkeit auch des späten Schwangerschaftsabbruchs aufgrund eines Befundes nach vorausgehender PND (Pränataldiagnostik) bei gleichzeitigem Verbot der PID formuliert.[12] Häufig wird die Entlastung der Frau von den emotionalen und psychischen Belastungen einer Abtreibung im Falle einer Schädigung ihres Kindes als Vorteil der PID angesehen. Diese Darstellung versteht die PID als zeitlich vorverlegte PND, die einer Frau um der geringeren Beeinträchtigung willen als Möglichkeit offen gelassen werden solle. Die PID, so wird argumentiert, verhindere vor allem die späten Schwangerschaftsabbrüche, die infolge eines Befundes gerade bei erblich vorbelasteten Eltern vorgenommen werden und die mit Blick auf das wesentlich weiter entwickelte vorgeburtliche Kind ethisch weitaus kritischer zu beurteilen seien.[13] Hier, so Befürworter dieser Argumentation, stelle die PID das kleinere Übel dar.[14] Diesem Versuch einer Analogie zwischen Schwangerschaftsabbruch und PID wird von Kritikern widersprochen,[15] da es sich ihrer Meinung nach um völlig verschiedene Ausgangssituationen und damit ethisch unterschiedlich zu bewertende Konstellationen handele. So wird eingewandt, dass im Falle eines Schwangerschaftsabbruchs aufgrund eines natürlichen Zeugungsgeschehens ein ungewollter und ungeplanter Konflikt zwischen dem Leben des Fetus und den Lebensinteressen der Frau oder des Paares entstehe, während bei der PID durch das Handeln von Ärzten eine Situation erzeugt werde,[16] die die Notwendigkeit, ein »lebensunwert«-Urteil zu fällen, überhaupt erst herbeiführe. Nach Meinung der Kritiker wären PID und Schwangerschaftsabbruch höchstens ansatzweise ethisch vergleichbar zu bewerten, wenn die Zeugung eines Kindes von Eltern mit einem hohen Risiko einer genetisch vererbbaren Krankheit mit dem Vorsatz, es im Falle einer durch die PND diagnostizierten Behinderung in jedem Falle abzutreiben, sprich einer sogenannten »Schwangerschaft auf Probe«, eingegangen würde. Die Fokussierung auf die geringere Belastung für die Frau und den Embryo übersehe allerdings, dass durch die zeitliche Vorverlegung für den Embryo ethisch nichts gewonnen werde, da es für ihn um alles oder

[12] Mit der Frage eines möglichen Wertungswiderspruchs bei Pränataldiagnostik und Präimplantationsdiagnostik beschäftigt sich u. a. Haker 2004.

[13] Cameron / Williamson 2003; Fasouliotis / Schenker 1998.

[14] Kreß 2007.

[15] So etwa Eibach 2003, Ruppel / Mieth 1998, Haker 1999.

[16] Zimmermann / Zimmermann 2000.

nichts und, darin eingeschlossen, um alle seine künftigen Entfaltungsmöglichkeiten gehe.[17]

Auch das Argument, dass durch die Zulassung der PID die Spätabbrüche verhindert werden könnten, wird von Kritikern angezweifelt. Sie könne diese allenfalls reduzieren, da mit der Absicherung zum augenblicklichen Forschungsstadium durch die PID keine ausreichend sicheren Diagnosen getroffen würden und daher die PID immer durch die Methoden der PND, mit all den dieser Diagnostik eigenen Risiken, abgesichert würde.[18]

Kritiker stimmen den Befürwortern zu, dass die emotionale Belastung für die Mutter möglicherweise geringer sei, da noch keine gefühlsmäßige Bindung zu dem Embryo entstanden sei. Trotzdem dürfen ihrer Meinung nach die Belastungen für die Mutter nicht heruntergespielt werden. Wie bei der IVF (In-vitro-Fertilisation) handele es sich hauptsächlich um psychische und physische Belastungen, die durch die mehrfachen starken Hormonbehandlungen und die gesundheitlichen Nebenfolgen auftreten. Dazu käme die immer noch relativ geringe Erfolgsrate der IVF in Deutschland, da nach § 1 Abs. 1 Satz 4 des Embryonenschutzgesetztes (ESchG) nur drei Embryonen pro Zyklus erzeugt werden dürfen und die Chance, dass von diesen mindestens einer unbelastet ist, sehr gering sein dürfte. Aus diesem Grund darf auch das Schicksal der Frauen, bei denen trotz mehrfacher Wiederholung die Behandlung erfolglos bleibt, nicht unbeachtet bleiben.[19]

2.3 *PID und die Frage nach elterlicher Autonomie und reproduktiver Freiheit*

Ein häufig zur Legitimierung der PID vorgebrachtes Argument liegt in der Stärkung der elterlichen Autonomie[20] (Wahlfreiheit) und Verantwortung. Es wird angeführt, dass es mithilfe der PID gelinge, Eltern, die bisher auf die Erfüllung ihres Kinderwunsches verzichten mussten, diesen zu realisieren. Damit leiste die PID einem Bedürfnis Hilfestellung, indem sie die reproduktiven Optionen erblich belasteter Eltern erheblich vergrößere. Gleichzeitig ermögliche sie eine Chancengleichheit von Paaren mit spezi-

17 Schockenhoff 2000: 95.

18 Ruppel / Mieth 1998.

19 Ausführliche Betrachtung erfährt dieser Aspekt beispielsweise in Kollek 2002a und Krones 2005.

20 Der Autonomiebegriff muss im Kontext der PID allerdings konkretisiert werden, da er viele unterschiedliche Facetten aufweist und in den Beiträgen der Diskussion häufig nicht hinreichend bestimmt reflektiert wird.

fischem genetischen Risiko und solchen ohne.[21] Kritiker merken an, dass der verständliche und natürliche Wunsch nach einem eigenen gesunden Kind in seiner Dringlichkeit sowie das Empfinden seiner Nichterfüllung als Unzumutbarkeit erst Reaktionen auf die erweiterten Möglichkeiten der Reproduktionsmedizin seien. So merkt beispielsweise Eibach an, dass viele dieser neuen Bedürfnisse durch die neuen Möglichkeiten selbst geweckt werden. Als Beispiel nennt er den zeitlich immer weiter nach hinten verschobenen Kinderwunsch im Vertrauen auf die Möglichkeiten der Reproduktionsmedizin, der wiederum zu erhöhten Risiken wie den altersbedingten Chromosomenstörungen führe, wegen derer dann das Bedürfnis nach einer PID entstehe.[22] Die PID erschaffe sich somit ihr eigenes Handlungsfeld und könne es betroffenen Paaren erschweren, vor sich selbst und gegenüber dem gesellschaftlichen Erwartungsdruck zu begründen, warum sie auf den Einsatz der vorhandenen Methoden verzichten wollen. Es sei zu befürchten, dass angesichts möglicher Anwendungsspektren der PID, die stärker von der Bereitschaft selektiver Auswahl[23] als von dem Bemühen individueller Heilung geprägt seien, die Grenzen in Richtung einer sozialen Krankheitskontrolle, die für die individuelle Wahlmöglichkeit wenig Raum lässt, verschwimmen könnten.[24]

Darüber hinaus habe sich in der Erfahrung mit der Pränataldiagnostik gezeigt, dass die Verfügbarkeit immer neuer vorgeburtlicher Untersuchungen zugleich zu einer Zuschreibung neuer Verantwortlichkeiten führe. So werde in Bezug auf die PND die Bereitschaft zur Anwendung eines Tests von Schwangeren oftmals als von ihnen erwartetes, verantwortliches und Risiken minimierendes Verhalten empfunden,[25] das im Fall eines negativen Befundes in der Mehrzahl der Fälle den Abbruch der Schwangerschaft nach sich ziehe.[26] Übertragen auf die PID würde sich konkret die Frage ergeben, nach welchen Krankheiten oder Behinderungen gesucht werden solle, um etwaig betroffene Embryonen vom Transfer und damit von der Geburt auszuschließen. Da von einer wechselseitigen Beziehung des Einzelnen und der Gesellschaft ausgegangen werden könne, bestehe die Gefahr, dass aus vielen gleichen, unter der Beachtung desselben gesellschaftlichen Horizonts getroffenen, individuellen Entscheidungen eine soziale

---

[21] Bioethikkommission beim Bundeskanzleramt: 2004.
[22] Eibach 2000: 108 f.
[23] Lübbe 2003: 203–220.
[24] Schockenhoff 2000: 101.
[25] Arbeitskreis Down-Syndrom e. V. 2005.
[26] Feldhaus-Plumin 2006: 180 f.

Strömung hin zu einer eugenischen Nutzung der Möglichkeiten der Reproduktionsmedizin entstehe.[27]

Der Begriff der reproduktiven Freiheit der Eltern, mit dem für eine Zulassung der PID argumentiert wird, wird oftmals nicht eigens reflektiert. Bezog er sich ursprünglich auf das Recht von Frauen bzw. Paaren in ihren reproduktiven Entscheidungen als moralische Subjekte respektiert zu werden (so etwa Entscheidungen bezüglich Schwangerschaften, deren nicht gewünschter Fortsetzung oder Sterilisierungen ohne Zustimmung), wird die reproduktive Autonomie zunehmend im Bereich der assistierten Fortpflanzung als Argument verwendet um zu verhindern, dass Paaren der Zugang zu diesen Techniken verwehrt bleibt, da sie bestimmten sozialen Normen nicht entsprechen (etwa unverheirateten oder homosexuellen Paaren oder Einzelpersonen). Diese Ausweitung des Arguments ist jedoch im Kontext veränderter Beziehungs- und Elternschaftsmodelle zu sehen.[28]

Neben der Autonomie der Eltern wird in der Nutzung der PID auch ein Zugewinn speziell der weiblichen Autonomie gesehen, da sich gerade für die Frauen im Bereich ihrer reproduktiven Freiheit durch die PID Möglichkeiten der Selbstbestimmung und Selbstentfaltung eröffnen, beispielsweise in der Aussicht der Erweiterung der zeitlichen Möglichkeit biologisch eigene, gesunde Kinder zu gebären. Dem wird entgegengehalten, dass dieses Bedürfnis erst durch die neuen Möglichkeiten der PID selbst geschaffen werde und dass in dem Moment der Zustimmung zur PID die Kontrolle über das weitere Verfahren ebenso wie die Auswahl der zum Transfer zugelassenen und der zu verwerfenden Embryonen nicht mehr bei der Mutter (oder den Eltern), sondern allein in der Hand von medizinischen Experten[29] liegen. Es müsse mithin konstatiert werden, dass die zusätzlichen Entscheidungsfreiheiten ausschließlich in der Inanspruchnahme der PID und in der Wahl der zu untersuchenden Merkmale bestehen. Darüber hinaus wird angemerkt, dass gerade in der ethischen Diskussion der PID

27 »Die Wechselwirkung zwischen gesellschaftlich akzeptierten Trends und individuellen Fortpflanzungsentscheidungen führt dazu, dass die begriffliche Abgrenzung einer ethisch vertretbaren Verwendung reproduktionsmedizinischer Verfahren [...] im Rahmen einer individuell verantworteten Familienplanung von allen moralisch inakzeptablen Formen einer gesellschaftlich gelenkten Eugenik immer schwieriger wird.« (Schockenhoff 2000: 101).

28 Haker 2006: 258f. Hier findet sich auch weitere Literatur zu der Diskussion dieses Arguments in der feministischen Ethik.

29 Dabei wird Medizin immer mehr als Service-Leistung gesehen. Im Fall der PID wird konkret die Frage aufgeworfen, ob es mit dem Ethos des Arztes vereinbar ist, dass dieser sich an der Erzeugung von Embryonen beteiligt, die anschließend teilweise verworfen werden.

die Rolle der Frau, die einen Großteil der Belastungen des Verfahrens trage, unzulässig in den Hintergrund trete.[30]

Während die Inanspruchnahme der PID von Befürwortern als Erweiterung des Handlungsraumes elterlicher Autonomie und Selbstentfaltung gesehen wird, bei der nicht von negativen Auswirkungen auf die spätere Beziehung zwischen Eltern und Kind auszugehen sei,[31] beurteilen Kritiker dies anders. Bei der PID geschehe die Auswahl von Embryonen unter rein sachlichen Kriterien. Damit könne ein emotionales Vakuum entstehen, welches das Verhältnis der Frau bzw. der Eltern zu dem, was später einmal ihr Kind sein wird, grundlegend verändert. »Die Annäherung an den Embryo in-vitro erfolgt ähnlich wie die an ein Konsumobjekt, dessen Qualität geprüft und gewährleistet werden muss, bevor er für die Etablierung einer Schwangerschaft als geeignet angesehen wird.«[32] In diesem Zusammenhang wird auch kritisch gefragt, ob nicht eine verantwortungsvolle Elternschaft die Annahme von Kindern unter ganz konkreten Bedingungen und die gezielte Einflussnahme auf ihre biologische Beschaffenheit verbiete und ob dem Wesen elterlicher Verantwortung nicht vielmehr die liebende Fürsorge sowie die Bereitschaft sich selbst zurückzunehmen entspreche. Aus ethischer Sicht stellen diese Bedingungen nach Meinung der Kritiker keine unzulässigen Einschränkungen der elterlichen Autonomie dar. Eine an Konditionen gebundene Elternschaft dagegen entspreche ihrer Meinung nach einer unzulässigen Grenzüberschreitung, da die Einflussnahme auf die genetische Beschaffenheit des zukünftigen Kindes gleichzeitig eine Einflussnahme auf das individuelle So-Sein[33] und damit auf die späteren Möglichkeiten der Selbstentfaltung des Kindes bedeute. Das Eltern-Kind-Verhältnis werde hierdurch von Seiten der Eltern in eine instrumentalisierende Beziehung verändert. Dabei werde das gegenseitige Anerkennungsverhältnis von gleichwertigen Partnern beeinträchtigt, im schlimmsten Fall sogar womöglich zunichte gemacht, da die normale Fortpflanzungsabhängigkeit, nach der Eltern ihre Kinder zeugen, mit einer genetischen Abhängigkeit des »Programmierten von seinem Designer«[34] einherginge. Zwar fände dieser Akt biologischer Fremdbestimmung der Eltern einmalig und ganz am Beginn der Existenz des Kindes statt, doch wäre er in seinen Konsequenzen dauerhaft und nicht mehr umkehrbar.[35]

---

[30] Kollek 2002; Kollek 2002b.
[31] So etwa Harris 2005 und Harris 1998.
[32] Kollek 2002: 15.
[33] Dagegen Harris 2005.
[34] Habermas 2001: 110.
[35] Schockenhoff 2005: 218.

Aus den aufgeführten Gründen sei es daher ethisch nicht zu rechtfertigen, um der Selbstentfaltung der Eltern willen die Selbstentfaltungsmöglichkeiten des Kindes in dieser Weise einzuschränken. An dieser Stelle verläuft für Kritiker der PID die Grenze, die bei der elterlichen Selbstentfaltung nicht überschritten werden darf, da sich sonst in der Folge Eltern und Kind nicht mehr als gleichberechtigte Personen gegenüberstehen. Von dem nachvollziehbaren Wunsch der Eltern nach einem gesunden Kind könne ihrer Meinung nach kein positives Recht auf eigene gesunde Kinder abgeleitet werden, das die Verfügungsgewalt über menschliche Embryonen impliziere.[36] An dieser Stelle sei der elterlichen Autonomie ethisch eine klare Grenze gesetzt, da eine verantwortungsvolle Elternschaft dem Wesen nach durch die liebende und fürsorgliche Bereitschaft gekennzeichnet ist, eigene Lebenspläne den Bedürfnissen des Kindes nachzuordnen. Eine verantwortungsvolle Elternschaft bilde den Rahmen für eine ethisch vertretbare reproduktive Freiheit. Im Fall schwerer genetischer Dispositionen sei ein Handeln in Verantwortung gefordert. Dies bedeute auch, eventuell auf genetisch eigene Kinder zu verzichten oder diese bedingungslos anzunehmen bzw. die Alternativen der Polkörperdiagnostik, der Adoption oder der Pflegschaft in Erwägung zu ziehen.[37]

Eine grundlegende, oftmals nicht eigens reflektierte Schwierigkeit stellt die häufig fehlende genaue Begriffsfassung der verwendeten Elternschaftskonzepte dar. Zum einen stellt sich die Frage der Anwendbarkeit gängiger Elternschaftskonzepte (die in sich bereits vielfältig und höchst unterschiedlich und einem ständigen Wandel unterworfen sind), die die Beziehung zwischen Eltern und ihren geborenen Kindern betreffen, auf die Beziehung zwischen Paaren und noch nicht implantierten Embryonen, die also eine prospektive Elternschaft betreffen. In beiden Fällen handelt es sich um Verantwortung in einer asymmetrischen Beziehung. Im Falle der PID verändert die mögliche Determination bestimmter Eigenschaften des Kindes durch die Eltern eine zukünftige reziproke Beziehung zwischen Eltern und Kindern. In den meisten Elternschaftskonzepten spielen die Begriffe der Verantwortung und der Sorge entscheidende Rollen. Beide werden als strebensethische und normative Begriffe verwendet. Sorge kann im Kontext der Elternschaft »als Verantwortungsübernahme in der Weise des Strebens nach dem Guten, des Wohl-Wollens […] für den Anderen […]«[38] benannt werden. Die übernommene Verantwortung geht dabei

---

[36] Zimmmermann / Zimmermann 2000.

[37] Schockenhoff 2005.

[38] Haker 2006: 263.

über die Erfüllung von durch Rechte abgeleiteten Pflichten (Recht auf Nahrung, Wohnung etc.) hinaus. Das Problem der inhaltlichen Ausgestaltung des Begriffs der Elternverantwortung gründet nicht zuletzt in sich verändernden Elternschaftsmodellen. Hier ist eine Entwicklung weg von einer Bestimmung elterlicher Verantwortung im Kontext der biologischen Verwandschaftsbeziehung (als quasi gegebenes Verhältnis) hin zu einem Verständnis, das stärker durch das Modell der freien Wahl geprägt ist, zu verzeichnen. Auch unumgänglich ist die Klärung der Frage, ob die spezifische Verfügungsmacht (zu befruchten, zu selektieren und zu verwerfen), die Eltern an Biologen und Mediziner übertragen, aus einem Konzept der prospektiven Elternschaft heraus zu rechtfertigen ist. Eine prospektive Elternverantwortung könnte den engeren Bezug zwischen in vitro gezeugten und dem später transferierten Embryo als Kind von Eltern bewahren. Eine andere Möglichkeit bestände in der Herauslösung des Umganges mit in vitro gezeugten Embryonen aus dem Bereich der Elternschaft hin zu einer geteilten Verantwortung von Eltern und Ärzten, die wiederum von Seiten der elterlichen Verantwortung, der Medizinethik und der Sozialethik zu beleuchten wäre.[39]

2.4 *PID zur Selektion von nicht krankheitsrelevanten Merkmalen*

Die PID wird neben der Selektion von Embryonen mit krankheitsrelevanten Merkmalen in einigen Ländern auch angewendet, um Merkmale wie das Geschlecht oder die Eignung als Spender für ein Geschwisterkind[40] zu bestimmen oder zum sogenannten Familiy-Balancing[41]. Da in diesen Fällen die künstliche Befruchtung vorrangig nicht um dieses Kindes willen stattfindet, ist sie besonders umstritten.

---

[39] Vgl. dazu ausführlich Haker 2006.

[40] Zulässig ist das sogenannte »HLA-tissue typing« bisher in den USA und in Großbritannien. Im Fall Nash wurde nach vier erfolglosen IVF/PID- Zyklen, bei denen insgesamt 80–100 Embryonen hergestellt wurden, im fünften Zyklus ein Embryo aus 16 Embryonen per PID ausgewählt, der sich als Blut- und Knochenmarksspender für sein sechs Jahre älteres, erkranktes Geschwisterkind eignete; vgl. Enquete-Kommission 2004: 121. In Großbritannien führte ein ähnlicher Fall zu einer Veränderung der Zulassungskriterien für die PID; vgl. Human Fertilisation and Embryology Authority (HEFA) 2002.

[41] Einschlägig ist hier der Fall Masterton: Eine Familie mit vier Söhnen versuchte die Erlaubnis zu erstreiten mithilfe der PID ein Mädchen zu bekommen, um die weibliche Dimension in der Familie nach dem Tod einer Tochter wiederherzustellen; vgl. Enquete-Kommission 2004: 121.

2.4.1 PID aufgrund der Eignung als Spender für ein an einer bestimmten Krankheit erkranktes Geschwisterkind

Sehr kontrovers werden ethische Bedenken bei der Selektion von Embryonen im Hinblick auf ihre Fähigkeit, als Gewebespender für ein bereits lebendes erkranktes Geschwisterkind zu fungieren, diskutiert.[42] In diesen Fällen steht eine[43] medizinische Indikation im Vordergrund, die nicht das neu gezeugte Kind und dessen In-die-Welt-Kommen betrifft. Diese »fremde« medizinische Indikation ist der Grund dafür, dass die übrigen erzeugten Embryonen nicht transferiert werden. Befürworter dieses Anwendungsgebietes der PID machen geltend, dass in einem solchen Fall einem lebensbedrohlich erkrankten Kind, für das auf keine andere Weise ein passender Spender gefunden werden könne, zu helfen sei. In der Diskussion spielt es eine erhebliche Rolle, ob es keine anderen Erfolg versprechenden Behandlungsmöglichkeiten gibt, ob eine tödliche Krankheit behandelt wird und ob sich das durch PID gezeugte Kind möglicherweise wiederholt schmerzhaften Eingriffen unterziehen muss. Eine mögliche Grenze der Zumutbarkeit wird von Befürwortern der PID zu diesem Zweck in den Behandlungen gesehen, die auch einem bereits lebenden, als Spender infrage kommenden Geschwisterkind zugemutet werden könnten. Kritiker wenden dagegen ein, dass hier ein Embryo nicht primär um seiner selbst willen geschaffen werde, sondern mit dem Ziel einem anderen Menschen zu helfen, so dass damit eine vollständige Instrumentalisierung erfolge, die ethisch nicht zu rechtfertigen sei. Zudem stelle sich die Frage, inwieweit einem aus diesen Gründen in die Welt gebrachten Kind die Chance bleibe, sich selbst gerade bei weiteren Behandlungen freiwillig für oder gegen die Hilfe zu entscheiden und gegebenenfalls damit verbundene Schmerzen zu erleiden. Eine Zwischenposition, die den Vorwurf der Instrumentalisierung ernst nimmt und zu vermeiden sucht, nehmen diejenigen ein, die für eine Zulassung der PID zur Gewebetypisierung von Embryonen plädieren, wenn an erster Stelle nicht der Wunsch der Eltern nach Hilfe für ein erkranktes Kind durch die Geburt eines Geschwisterkindes als potenziellem Gewebespender steht, sondern der Wunsch nach einem weiteren gesunden Kind. Gegen diesen Anwendungsbereich der PID wird zunächst

---

[42] In Großbritannien (2003) und Spanien (2008) sind inzwischen sogenannte »saviour siblings« zur Welt gekommen, also Kinder, die mithilfe einer PID ausgewählt wurden, um als Spender für erkrankte Geschwisterkinder fungieren zu können.

[43] Bewusst wird an dieser Stelle darauf verzichtet, von einer einzigen medizinischen Indikation zu sprechen, da gerade im Fall Nash auch andere Behandlungsmöglichkeiten, wenn auch mit möglicherweise schlechteren Erfolgsaussichten, vorgeschlagen wurden.

geltend gemacht, dass eine beträchtliche Anzahl gesunder Embryonen erzeugt und verworfen werde. Problematisch sei diese Situation darüber hinaus auch, weil sie zwei in der aktuellen Situation nicht einwilligungsfähige Menschen ihr Leben lang prägen wird. Auch das kranke Kind selbst, dessen Krankheit zur Entscheidung der Eltern führt, kann in der Regel aufgrund seines Alters keine ausreichend reflektierte ethische Entscheidung treffen, ob es bereit ist, allein für seine eigene Behandlung ein Geschwisterkind auf die Welt kommen zu lassen, womit einhergeht, dass andere Embryonen verworfen werden.

2.4.2 PID zur nicht krankheitsrelevanten Wahl des Geschlechts

Umstritten ist auch die Selektion von Embryonen aufgrund nicht krankheitsrelevanter Merkmale wie z. B. des Geschlechts. Befürworter argumentieren, dass in diesen Anwendungsgebieten eine Ausübung reproduktiver Freiheit zu sehen sei, die nicht leichtfertig beschnitten werden dürfe. In der ethischen Bewertung der Zulässigkeit der nicht medizinisch motivierten Wahl des Geschlechts durch die PID wird häufig unterschieden, ob es sich dabei um Paare handelt, die das Geschlecht ihres ersten Kindes bestimmen wollen (in der Regel, weil männliche Kinder eine Bevorzugung innerhalb einer bestimmten Kultur erfahren) oder ob es sich um Paare handelt, die bereits ein Kind haben und nun ein Kind des anderen Geschlechts bekommen möchten.

Die Wahl des Geschlechts des ersten Kindes wird überwiegend abgelehnt, da dies die Diskriminierung eines Geschlechts in bestimmten Kulturen widerspiegele und, wenn in großer Zahl durchgeführt, zu Verschiebungen des zahlenmäßigen Geschlechterverhältnisses einer Bevölkerung führen könne, wie dies in China und Indien aufgrund der Bevorzugung männlicher Nachkommen bereits geschehe.[44] Gelegentlich wird jedoch auch argumentiert, dass gerade in Kulturen, in denen ein erstgeborener männlicher Nachkomme eine derartige Wichtigkeit besitzt, diese als Legitimation der Zulassung der PID ausreiche. Es zeige sich, dass andernfalls unter Umständen Abtreibungen nach vorausgegangener PND zu diesem Zweck genutzt würden.[45]

Wird die Zulassung der PID zur Wahl des Geschlechts eines Kindes gefordert, weil ein Paar bereits ein oder mehrere Kinder hat und nun ein

[44] Eckholm 2002. Zahlenmäßig dürfte die Nutzung der PID derzeit allerdings kaum eine Rolle spielen.
[45] Robertson 2002: 469.

Kind des anderen Geschlechts bekommen möchte, wird dies von Befürwortern dieses Anwendungsgebietes der PID als legitim angesehen, da die Erfahrung des Aufwachsens und Erziehens eines Kindes des einen Geschlechts nicht mit der Abwertung des anderen Geschlechts einhergehe, es sich also nicht um Geschlechtsdiskriminierung handele. Ferner sei die Intensität des Wunsches der Eltern für die Legitimität der PID in einem solchen Fall entscheidend. Würde das Paar ohne die Möglichkeit der Inanspruchnahme der PID davon abgehalten weitere Kinder zu bekommen, so wird zumindest die Möglichkeit einer Inbetrachtnahme gesehen. Dies gelte jedoch nur, wenn von der Legitimität des Wunsches Kinder beiderlei Geschlechts aufzuziehen auszugehen sei.[46]

Darüber hinaus, so ein weiteres Argument, sei das Geschlecht eines Menschen an sich harmlos, da es moralisch gesehen weder gut noch schlecht für einen Menschen sei, ob er Mann oder Frau sei. Daher könne es nicht moralisch falsch sein, vorsätzlich ein männliches oder weibliches Kind zu zeugen. Außerdem könne es in einem solchen Fall nie zu einer Beschwerde eines »Opfers«, eines durch PID entstandenen Jungen oder Mädchen, kommen, da er (oder sie) nie anders als er selbst (oder sie selbst) hätte existieren können. Die Auswahl des anderen Geschlechts hätte immer zur Existenz einer genetisch völlig anderen Person geführt.[47]

Von Kritikern werden diese Anwendungsmöglichkeiten der PID als ethisch problematisch zurückgewiesen, da in solchen Fällen nicht aus einer medizinischen Notsituation heraus, sondern vielmehr aus Gründen der Gestaltung des eigenen Familienlebens auf die Nutzung der PID mit all ihren Risiken gedrungen werde und die gegeneinander abgewogenen Güter nicht als gleichwertig anzusehen seien. Dies gelte vor allem für die Selektion des Geschlechts aus nicht medizinischen Gründen, wie dem sozial höheren Ansehen von Kindern eines Geschlechts oder der beliebigen Auswahl aufgrund von durchaus unterschiedlich begründeten Präferenzen der Eltern. Diese Art der Nutzung der PID bedeute, dass die Annahme der später geborenen Kinder an bestimmte, von den Eltern gesetzte, faktische Bedingungen geknüpft sei.

2.4.3 PID zur Steigerung der Erfolgsrate der IVF

Ein weiteres Anwendungsgebiet der PID besteht in deren Einsatz zur Steigerung der Erfolgsrate bei künstlichen Befruchtungen. Sie wird mit die-

---

[46] Robertson 2002: 469.

[47] Harris 2005.

sem Zweck vor allem eingesetzt, wenn die Anzahl der implantierbaren Embryonen gesetzlich begrenzt ist, um so die »bestmöglichen« Embryonen für die Implantation auszuwählen.[48] Diese Anwendungsmöglichkeit der PID ist in der ethischen Diskussion umstritten, da die Steigerung der Erfolgsaussichten der künstlichen Befruchtung in der Abwägung gegenüber der Verwerfung von gesunden Embryonen fraglich scheint. Es stellt sich darüber hinaus die Frage, nach welchen Kriterien aus den gesunden Embryonen diese »bestmöglichen« Embryonen konkret ausgewählt werden. Da die Auswahl der zu implantierenden Embryonen nicht von den Eltern durchgeführt werden kann und diese in den Auswahlprozess nur sehr bedingt eingebunden sind, kann die Autonomie der Eltern und deren reproduktive Freiheit hier kaum gelten gemacht werden. Erfolgt die Auswahl der zu implantierenden Embryonen nach rein medizinischen Gesichtspunkten, so muss hinterfragt werden, um welche es sich konkret handelt, welche Implikationen explizit oder implizit in ihnen enthalten sind und ob diese Kriterien ethisch als vertretbar gelten können.

3. Bewertung der einzusetzenden Mittel

Neben der Hochrangigkeit der Ziele gilt es im Rahmen einer ethischen Beurteilung der PID weiterhin, das Verhältnis der zu ihrer Erreichung eingesetzten Mittel in den Blick zu nehmen. Damit einher gehen die Fragen nach dem Vorhandensein, der Möglichkeit und der Zumutbarkeit des Einsatzes ethisch weniger umstrittener Alternativen.

3.1 *IVF / ICSI als Voraussetzung der PID*

Die Diskussion der ethischen Beurteilung der für die PID verwendeten Verfahren umfasst die bereits durch die extrakorporale Befruchtung aufgeworfenen ethischen Fragen bezüglich des Umgangs mit sogenannten »überzähligen« oder »verwaisten« Embryonen und mit den durch In-vitro-Fertilisation bzw. Intrazytoplasmatische Spermieninjektion (ICSI) häufiger durchgeführten sogenannten Mehrlingsreduktionen.[49] Gerade bei der

[48] Einige Studien (bspw. Munné et al. 1999) scheinen zu belegen, dass dies auf diesem Weg möglich ist. Die Wirksamkeit der PID zur Steigerung der Erfolgsrate bei künstlichen Befruchtungen wird aktuell bestritten von Mastenbroek et al. 2007: 9–17.

[49] Die ethischen Fragestellungen der künstlichen Befruchtung behandeln ausführlich u.a. Beckmann 1986 sowie De Jong 2002.

Anwendung der PID stellen sich die Fragen nach dem Umgang mit überzähligen Embryonen verschärft, denn um ausreichend befundfreie Embryonen gewinnen und transplantieren zu können, müssen in der Regel sehr viele Eizellen gewonnen und befruchtet werden.

Bezüglich einer Anwendung der Techniken der extrakorporalen Befruchtung als Voraussetzung für die PID stellen sich jedoch auch darüber hinausgehende Fragen. So machen Kritiker geltend, dass ihre Zulassung ursprünglich an andere Voraussetzungen und Ziele gebunden war. Auch die Technik der PID selbst wirft ethische Fragen auf. Daher soll im Folgenden das »Wie« der PID, konkret die IVF als Voraussetzung der PID, sowie die Verwendung totipotenter Zellen für die Untersuchung mit den ihr eigenen ethischen Fragestellungen in den Blick genommen werden, um im Anschluss die Fragen zu beleuchten, die sich für alle Paare, die die PID in Erwägung ziehen, grundsätzlich stellen. Dies sind in besonderer Weise die Frage nach dem Lebensbeginn und nach der Schutzwürdigkeit menschlicher Embryonen.

Voraussetzung jeder PID ist eine künstliche Befruchtung (IVF bzw. ICSI), die ursprünglich als Hilfe für Paare, die auf anderem Wege keine eigenen Kinder bekommen können, konzipiert worden ist. In Deutschland wird eine künstliche Befruchtung nur dann angeboten, wenn sich ein Paar seit mindestens einem Jahr erfolglos durch eine natürliche Zeugung um ein Kind bemüht hat.[50] Kritiker merken an, dass bereits an dieser Stelle ein grundsätzliches Problem bestehe, da eine künstliche Befruchtung als Voraussetzung zur Durchführung von genetischen Untersuchungen heute Paaren zur Verfügung stehe, die auch auf natürlichem Wege eigene Kinder bekommen können, und sie somit außerhalb des Anwendungsgebietes eingesetzt werde, das für ihre ursprüngliche Entwicklung und Legitimierung grundlegend war.[51] Da im Falle der PID das Paar grundsätzlich in der Lage sei, sich seinen Kinderwunsch auch ohne eine künstliche Befruchtung zu erfüllen, handele es sich bei der Infertilität im Zusammenhang mit der PID

---

50 Bereits an die IVF zur Behandlung der Infertilität bestehen ethische Anfragen, beispielsweise ob Eltern das Recht auf eigene Kinder haben, was mit »überzähligen« Embryonen geschieht oder ob Menschen Embryonen künstlich erzeugen sollten. Auf sie kann hier nicht eigens eingegangen werden.

51 Mieth 2002: 166. Ruppel und Mieth weisen darauf hin, dass die medizinischen Richtlinien zwar aussagen, dass die IVF allein aus Gründen der Sterilitätstherapie anzuwenden sei. Es wurden jedoch »im Dezember des gleichen Jahres Richtlinien zur Forschung an frühen menschlichen Embryonen herausgegeben, die sich auf die gängige Praxis der IVF beziehen, bei der im Rahmen der Sterilitätstherapie meist mehr Embryonen entstehen als transferiert werden können [...]. Schon hier aber ist deutlich, daß man sich weiterer Anwendungsmöglichkeiten von IVF durchaus bewußt ist.« (Ruppel / Mieth 1998: 361).

nicht um die Indikation. Die künstliche Befruchtung erfolge hier zunächst nicht zur Herbeiführung einer Schwangerschaft, sondern rein zu Diagnosezwecken.[52] Bei der Diagnose der getesteten Krankheiten oder auch im Falle zu vieler für einen Transfer zur Verfügung stehender Embryonen führe sie zur Vernichtung derselben. So werde in dem Richtlinienentwurf der Bundesärztekammer[53] zur PID formuliert, dass der eigentliche Zweck der PID, ebenso wie bei der künstlichen Befruchtung, in der Sterilitätsbehandlung, also in der Ermöglichung einer Schwangerschaft liege, während die Diagnostik sowie die Verwerfung kranker Embryonen nur die in Kauf zu nehmenden ungewollten Nebenfolgen zum Erreichen des sittlich hochstehenden Hauptzieles (Schwangerschaft) seien. Dieses hochrangige Ziel, das Ausdruck der autonomen und damit auch von anderen zu achtenden Lebensplanung sei, rechtfertige die Inkaufnahme der moralisch problematischen PID. Kritiker merken jedoch an, dass das Ziel der PID nicht die Schwangerschaft sein könne, da diese den Eltern auch ohne die Zuhilfenahme der PID möglich sei, sondern die aus der Schwangerschaft folgende Geburt eines gesunden Kindes. Deutlich werde dies unter anderem dadurch, dass in dem Fall, dass alle Embryonen einen pathologischen Befund aufwiesen, keiner von ihnen transferiert werde.[54] Zudem wird der dort vorgenommenen Abwägung, je nach der Beantwortung der Frage nach dem moralischen Status des Embryos, widersprochen, da es sich nicht um gleichwertige und damit gegeneinander abwägbare Güter handle.[55]

3.2 *Entnahme und verbrauchende Diagnostik totipotenter Zellen / Verwerfung von Embryonen*

Wie in der Darstellung der Methoden der PID gezeigt wurde,[56] werden bei der genetischen Untersuchung der Embryonen ein oder zwei totipotente Zellen entnommen, die theoretisch unter entsprechenden Bedingungen jeweils zu einem eigenständigen Embryo heranreifen könnten, der mit dem Embryo, dem sie entnommen wurden, genetisch identisch wäre. Dies widerspräche dem Embryonenschutzgesetz (ESchG), da die totipotente Zelle

---

[52] Aus diesem Grund wird die PID von einigen, u.a. etwa von Schockenhoff und Eibach, kritisch auch als IVF oder Zeugung auf Probe bezeichnet.
[53] Bundesärztekammer (BÄK) / Wissenschaftlicher Beirat (WB) 2000: 97–114.
[54] Eibach 2000: 123.
[55] Zum Status des Embryo vgl. unten Abschnitt 4.
[56] Vgl. Abschnitt 2.3 im Teil I.

dort in § 8 Abs. 1 dem Embryo gleichgestellt wird. Dies verweist auf den gesamten ethischen Fragenkomplex um das Recht auf eine eigene, dem Zufall überlassene genetische Identität, aber auch um die Unverfügbarkeit des Lebens. Da die entnommenen Zellen in diesem Stadium noch undifferenziert sind und im Rahmen der Untersuchung zerstört werden, ist die Untersuchung an ihnen mit den gleichen ethischen Fragen wie die Stammzellforschung konfrontiert.[57] Sie betreffen die Schutzwürdigkeit von totipotenten Zellen und Embryonen.

Die Schutzwürdigkeit von Embryonen ist unlösbar mit der Frage nach dem moralischen Status des Embryos verbunden. Wird dem Embryo der gleiche Wert und damit der gleiche Schutzanspruch wie dem geborenen Menschen zugesprochen, so ist er einer Güterabwägung weitgehend entzogen. Wenn dem Embryo hingegen nicht im gleichen Maße Anspruch auf Schutz zugesprochen wird, dann wäre eine an den Konsequenzen für die betroffenen Eltern sowie an der Vermeidung von zukünftigem Leid für das Kind orientierte Güterabwägung ethisch möglich.

Die Frage läuft darauf hinaus, als was für ein Gut der menschliche Embryo zu betrachten ist. Als Gut wird hierbei der Gegenstand eines Werturteils gesehen, das seinerseits moralisch, das heißt mit Blick auf das Handeln des Menschen, von Belang ist. Dabei kann durch ein Werturteil sowohl ein bestehendes Gut als solches anerkannt werden (intrinsisches Gut) als auch einem Gegenstand oder Sachverhalt der Charakter eines Gutes zuerkannt werden (extrinsisches Gut). In beiden Fällen bildet das Werturteil, das in vielen Fällen jedoch nicht als zugrunde liegend deutlich gemacht wird, die Voraussetzung für handlungsleitende Urteile. Dabei kann den unterschiedlichen Verwendungsweisen von »Status« entsprechend – und damit sind bereits die beiden extremen Positionen angezeigt – der Embryo als ein intrinsisches oder als ein extrinsisches Gut verstanden werden.[58] Ist das, was bei der PID transferiert oder gerade nicht transferiert wird, bereits ein Mensch und in welchem Ausmaß hat es Anspruch auf welche Rechte, auf Schutz und Leben? Die Antwort auf diese am Anfang des Entscheidungsprozesses stehende Frage beeinflusst, vor allem wenn der Anfang menschlichen Lebens bereits mit dem Zeitpunkt der Ver-

---

[57] Zu den ethischen Aspekten der Stammzellforschung vgl. Heinemann 2005. Im Unterschied zur Stammzellforschung bleibt anzumerken, dass sich im Falle der PID andere abzuwägende Güter gegenüberstehen.

[58] Honnefelder 2002: 81 f. Siehe dazu auch Holm, der schreibt »(1) The human embryo has no intrinsic moral status, but its status depends on the value conferred on it by others (e.g., its mother). (2) The human embryo has intrinsic moral status, independent of how others value it.« (Holm 1998: 41).

schmelzung von Spermien- und Eizelle gleichgesetzt wird, grundlegend, ob der Einsatz der PID als ethisch legitim angesehen werden kann, sodass ihr eine Schlüsselposition bei der letztendlich unausweichlichen Abwägung verschiedener Güter[59] zukommt.

3.3 *PID und ärztliches Handeln*

Ein weiterer Komplex ethischer Fragen eröffnet sich, wenn man die PID vor dem Hintergrund des ärztlichen Ethos betrachtet. Die PID ist als medizinisches Verfahren im Bereich ärztlichen Handelns angesiedelt. Dieses ist durch die Aufgabe bestimmt Krankheiten zu diagnostizieren, zu heilen und Leid zu mindern, ebenso wie Maßnahmen der Prävention und der Rehabilitation durchzuführen.[60] Diskutiert wird nun, inwiefern sich die PID (die mitunter die Verwerfung von Embryonen beinhaltet) in dieses normative Aufgabenspektrum einfügen lässt oder ob sie ihm womöglich widerspricht.

Befürworter sehen einen solchen Widerspruch. Sie verweisen darauf, dass ärztliches Handeln innerhalb gesellschaftlicher und rechtlicher Rahmenbedingungen den PatientInnen verpflichtet sei. Die PID entspreche der ärztlichen Hilfeleistung bei Paaren mit großem Leidensdruck und gleichzeitig fester Absicht nicht auf eigenen Nachwuchs zu verzichten. Im Fall der Implantation eines Embryos ohne die entsprechenden genetischen Merkmale sei die PID als ärztliche Maßnahme zur Vermeidung absehbaren Leidens des sich aus diesem Embryo entwickelnden Kindes zu bewerten. Dagegen wird argumentiert, dass der Auftrag von Eltern zur Durchführung der PID dem Sinnziel ärztlichen Handelns widerspreche, da im Falle einer künstlichen Befruchtung dieses in der Hilfeleistung zur Überwindung der Sterilität zu sehen sei, nicht aber in der Erzeugung von Embryonen zu Diagnosezwecken und gegebenenfalls in deren Vernichtung.[61]

---

[59] Zu nennen sind hier etwa das Recht der Frau bzw. des Paares auf Nachkommen (welches die Frage, ob es ein Recht auf gesunde Nachkommen gibt, nach sich zieht), das Recht auf Selbstbestimmung der Frau bzw. des Paares, aber auch Aspekte wie Mitleid und Zumutbarkeit in Bezug auf Behinderung für das Kind und/ oder die Eltern.

[60] In der auf Hippokrates zurückreichenden Tradition ist das ärztliche Ethos am »salus aegroti«, d.h. am Wohlbefinden der Hilfsbedürftigen normativ ausgerichtet; vgl. Thurnherr 2000: 35f.

[61] Bioethikkommission beim Bundeskanzleramt 2004; vgl. dazu auch oben Abschnitt 3.1.

Des Weiteren ist weitgehend ungeklärt, wie bei einem Verfahren wie dem der PID das Verhältnis zwischen Arzt und Patienten sowie die Beratungen, die zu einer zu verantwortenden Entscheidung führen sollen, auszugestalten ist.[62]

4. Der moralische Status des Embryos

Die Kernfrage in der ethischen Diskussion um die Verfahren der PID ist, ob und wenn ja in welchem Ausmaß durch die Verfahren der PID mögliche Schutzansprüche des Embryos verletzt werden. Diese Diskussion basiert auf der Frage nach dem Zeitpunkt, von dem an dem Embryo Rechte und Schutz zugesprochen werden. Diese Frage stellt sich nicht nur hinsichtlich des mit diesem Verfahren verbundenen Eingriffs in den Embryo bei der Embryobiopsie und der unvermeidbaren Zerstörung von Embryonalzellen bei der Diagnose, sondern auch und insbesondere hinsichtlich des möglichen Verzichts auf den Embryotransfer bei embryopathischem Befund oder sonstigen unerwünschten Eigenschaften. Maßgebend für eine Beurteilung des moralischen Status des menschlichen Embryos ist das jeweils zugrunde gelegte ethische Schutzkonzept. Hier werden zwei Grundpositionen unterschieden. Eine erste Position überträgt dem menschlichen Embryo die volle Schutzwürdigkeit des geborenen Menschen von Beginn an. Durchaus unterschiedlich wird dabei allerdings die Frage nach dem Beginn menschlichen Lebens beantwortet. Eine zweite Position spricht dem Embryo eine Schutzwürdigkeit in abgestufter Weise zu, abhängig vom Erreichen einer bestimmten Entwicklungsstufe.

4.1 *Das Speziesargument und die Frage nach dem Beginn menschlichen Lebens*

Die Vertreter eines absoluten Würdeschutzes führen in der Regel (oftmals in Verbindung mit anderen Argumenten) das sogenannte Speziesargument an, das besagt, dass Embryonen Würde besitzen, da sie biologisch der Spezies *homo sapiens* angehören und deshalb, wie alle anderen Mitglieder dieser Spezies, schutzwürdig sind. Unterschiedlich wird dabei der Zeitpunkt an-

---

[62] Hier besteht auch weiterhin Diskussionsbedarf ebenso wie die Notwendigkeit der Erhebung von aussagefähigen Daten; vgl. den 2007 erschienenen Bericht des European Commission Joint Research Centre Institute for Prospective Technological Studies 2007.

gesetzt, von dem an ein Leben als menschliches Leben zu bezeichnen ist. Gemäß den Erkenntnissen der modernen Entwicklungsbiologie und Genetik kann der Zeitpunkt, an dem individuelles Menschenleben beginnt, bis auf einen 24 Stunden langen Zeitraum präzisiert werden. Wird dies angenommen, so ist der Beginn eines individuellen menschlichen Lebens an die Konstitution eines neuen Genoms gebunden, das durch die Verschmelzung der Zellkerne von Spermien- und Eizelle erfolgt und die zunächst genetische Individualität eines neuen Menschen begründet.[63] Von diesem Zeitpunkt an ist der Embryo artspezifisch als Mensch und spezifisch als »dieser« individuelle, einzigartige Mensch festgelegt.

Dieser Ansicht wird entgegnet, dass der Beginn individuellen menschlichen Lebens erst zu dem Zeitpunkt erreicht sei, an dem die Mehrlingsbildung ausgeschlossen werden könne.[64] Zeitlich ist dieser Moment nach erfolgter Nidation erreicht. Vor diesem Zeitpunkt könne nicht von der geschichtlichen Existenz oder dem personalen Dasein die Rede sein.[65] Diese Position geht dabei von dem etymologischen Gehalt des Wortes »Individuum«[66] aus, wobei zu fragen ist, ob der statische Begriff der Unteilbarkeit den dynamischen Wachstumsprozessen des Anfangs embryonaler Entwicklung gerecht wird. Ein weiterer Unterschied besteht dahingehend, dass das »Dasein eines erwachsenen Menschen Individualität im numerischen Sinne voraussetzt, da seine Teilbarkeit den sicheren Tod bedeuten würde. [Dagegen] stellt die Teilung eines frühen Embryos keine Vernichtungsteilung, sondern einen Wachstumsvorgang und somit eine Lebensäußerung dar, wie sie in seltenen Fällen auch beim Menschen natürlicherweise möglich ist.«[67] Geht man davon aus, dass bei der Abspaltung von der Ursprungszygote eine weitere Zygote hinzutritt, so bedeute dies, dass das ursprünglich eine Individuum die Möglichkeit für weitere Individuen in sich trägt, so dass die Möglichkeit der Zwillingsbildung nicht im Gegensatz zu der vor der Nidation angenommenen Individualität der sich entwickelnden Zygote zu sehen wäre.[68] Neben der biologischen ist auch der philosophischen Bedeutungsebene die dynamische Sichtweise des Individuum-Begriffes nicht fremd. Wird das lebende Individuum nicht zuerst als etwas Unteilbares, sondern vor allem als ein Wesen verstanden, das

---

63 Zwar stellt die Befruchtung einen zeitlich gedehnten Prozess dar, dies darf jedoch nicht zu einer Nivellierung des Endpunktes dieses Prozesses führen; vgl. Schockenhoff 2006.

64 Kreß 2007.

65 Schockenhoff 2006: 219.

66 Individuum leitet sich ab von lat. *indivisum* – ungeteilt.

67 Schockenhoff 2006: 220 f.

68 Schockenhoff 2006: 216.

ständig dynamisch seine Einheit darstellt, stünde die Entstehung von Mehrlingen nicht im Widerspruch zu den Begriffen von Individuum und Person.[69] In jedem Fall ist eine Zygote, auch wenn sie noch teilbar ist, genetisch eindeutig zu bestimmen, so dass kein zwingender Grund erkennbar ist, ihr die Individualität nicht zuzusprechen. Darüber hinaus ist, auch wenn sich aus der biologischen Einheit einer Zygote schließlich zwei oder mehr menschliche Individuen entwickeln, keine Begründung vorhanden, auf der Handlungsebene nicht bereits die biologische Einheit zu schützen, da zu jedem Zeitpunkt ein oder mehrere menschliche Individuen existieren. Während keiner Phase existiert also kein Individuum – und so erscheint die Schutzwürdigkeit des Ursprungsembryos wie auch der möglichen Zwillinge und die mit geringeren Risiken verbundene Annahme plausibel.[70]

Eingewandt wird gegen dieses Argument, dass es auf einem Sein-Sollen-Fehlschluss beruhe. Es wird angeführt, dass es unbegründet sei, aus einer bloßen biologischen Eigenschaft etwas Normatives zu folgern. Des Weiteren wird der Vorwurf des Speziesismus erhoben, da es in diesem Zusammenhang unplausibel sei, alle nicht menschlichen Wesen von dem Schutzbereich der Moral auszunehmen.[71]

Entsprach es lange Zeit einem gemeinsamen Konsens europäischer Moralphilosophie, dass alle Menschen Personen sind und gleichsam alle Menschen über eine unbedingte Schutzwürdigkeit verfügen, die im Gedanken der Menschenwürde ausgesprochen ist,[72] wird nun die Annahme radikal angezweifelt, dass es sich beim Personsein und Menschsein um deckungsgleiche Begriffe handelt. Dabei wird von Vertretern der Position, die im Gegensatz zum klassischen Menschenrechtsethos[73] durch biologische

---

[69] Rager 1999: 88.

[70] Schockenhoff 2006: 221 f.

[71] Vgl. hier vor allem die Position Peter Singers (Singer 1984).

[72] Als besonders einschlägig kann in diesem Zusammenhang die Argumentation Kants gelten. Kant kommt trotz der Loslösung des metaphysischen Gedankens vom Personenbegriff zu dem Schluss, dass alle Menschen Personen sind und ihnen ein unbedingter Wert zukommt. Kant begründet das Personsein durch die prinzipielle Handlungsfähigkeit als moralisches (sittliches) Subjekt, die der Anlage nach jedem Menschen zu unterstellen ist. Der Mensch kann nach Kant insofern Person genannt werden, als er als Zweck an sich selbst existiert. Es ergibt sich aus dieser Auffassung das moralische Grundgebot der Achtung gegenüber jedem Menschen. Personsein und Menschsein erscheinen hier ihrem Umfang nach als deckungsgleich – jedoch nicht mehr, wie noch bei der metaphysischen Begründung des Persongedankens, aufgrund der Tatsache, dass jeder Mensch substanziell Träger der einen menschlichen Vernunft ist; vgl. Kant, Kant 1994.

[73] Jeder Mensch ist allein aufgrund seiner Zugehörigkeit zur Spezies Mensch Träger eines unbedingten Lebensrechts und der sich daraus entfaltenden Freiheitsrechte.

Zugehörigkeit allein weder einen besonderen Schutzanspruch noch die unbedingte Geltung eines Tötungsverbots begründet sehen,[74] der Begriff der Gleichheit aller Menschen und ihrer objektiven Rechte durch die Begriffe des subjektiven Interesses und der bewussten Präferenzen, die ein Lebewesen besitzt, ersetzt.[75] »Verglichen mit dem klassischen Menschenrechtsgedanken wird die Anspruchsgrundlage, auf die sich ethische Grundbegriffe wie Anerkennung, Gleichheit, Würde usw. beziehen, dadurch zugleich eingeschränkt und ausgeweitet.«[76] Eine Einschränkung findet dabei in der Reduzierung des Gedankens des jedem Menschen zustehenden Lebensrechtes auf die Berücksichtigung seiner Interessen, die aktuell von ihm vertreten werden können, statt. Ein absolutes Tötungsverbot wird erst dort formuliert, wo ein aktuelles Überlebensinteresse vorhanden ist,[77] das denjenigen Lebewesen unterstellt wird, die über das Vermeiden von Schmerzen hinaus über zusätzliche, moralisch relevante Eigenschaften verfügen, in erster Linie die Fähigkeit, Präferenzen im Blick auf die eigene Zukunft entwickeln und ein Bewusstsein der eigenen Identität ausbilden zu können. Der herkömmliche Personbegriff, der aufgrund seiner metaphysischen Implikationen als unbrauchbar abgelehnt wird, wird hierbei in ein rein empiristisches Konzept transformiert. Person ist nun, wer aktuell über die moralisch relevanten Eigenschaften verfügt, die für das Personsein als begründend angesehen werden,[78] und sich ihrer reflexiv bewusst ist. Dem-

[74] Zu nennen sind hier als prominente Vertreter u. a. Peter Singer, Norbert Hoerster und Reinhard Merkel.

[75] Diese Art der Ethikbegründung wird als Präferenzutilitarismus oder Ethik der Interessenerwägung bezeichnet.

[76] Schockenhoff 2002: 14. Die Ausweitung hingegen erfolgt in der Anwendung dieses Grundsatzes über die Speziesgrenzen hinaus, die notwendig ist, um selbst nicht des Speziesismus bezichtigt zu werden. Dabei geht es diesem Grundsatz nicht notwendigerweise um die Nivellierung aller Unterschiede zwischen Mensch und Tier. Vielmehr scheint seinen Vertretern die bloße Zugehörigkeit zu einer biologischen Art für die Zuerkennung eines Lebensrechtes bzw. die Begründung eines Tötungsverbots nicht ausreichend, sodass für sie ein abgestufter Lebensschutz unter Lebewesen nur durch die Erstellung von anderen Kriterien zu begründen ist, durch die sie sich in moralisch relevanter Weise unterscheiden. Angeführt wird hierfür vielfach die Empfindungsfähigkeit, die als das gemeinsame und erste Interesse jedes Lebewesens das Freisein von Schmerzen angibt. Davon ausgehend ergibt sich ein abgestufter Lebensschutz, welcher der Differenzierung zwischen nichtbewusstem, bewusstem und selbstbewusstem Leben zugeordnet wird.

[77] Hoerster 1991: 70 f.

[78] Nach Singer gehören dazu unter anderem: »Selbstbewußtsein, Selbstkontrolle, Sinn für die Zukunft, Sinn für die Vergangenheit, die Fähigkeit, mit anderen Beziehungen zu knüpfen, sich um andere zu kümmern, Kommunikation […].« (Singer 1984: 84 ff.).

zufolge sind Menschsein und Personsein zwei Eigenschaften, die nicht mehr zwangsläufig in eins fallen.[79]

Eingewandt wird gegen den Vorwurf des Speziesismus, dass diese Analogie bereits dadurch stark entkräftet werde, dass sie auf einem Kategorienfehler beruhe, da menschliche Rassenmerkmale keine spezifischen Unterschiede, sondern innerartliche Differenzierungen bezeichnen.[80] In diesem Zusammenhang wird von Kritikern des Präferenzutilitarismus gefragt, ob nicht in der Zusprechung eines unbedingten Lebensrechtes und der Geltung eines absoluten Tötungsverbotes, das sich an das Vorhandensein bestimmter Eigenschaften knüpft, die gleiche Voraussetzung wie beim Speziesismus gegeben sei: dasjenige der Aussonderung. Es werde aufgrund des faktischen Vorkommens bestimmter Merkmale der Klasse der »Selbstbewusstseins-Besitzer« nach Art eines »Interessen-Speziesismus« willkürlich moralische Vorrechte eingeräumt.[81]

Ebenso wird das empiristische Personkriterium selbst in Bezug auf seine Brauchbarkeit zur Grundlegung einer normativen Ethik thematisiert. Entscheidend ist an dieser Stelle der Einwand gegen die Ableitung des Personseins aus dem Vorhandensein eines aktuellen Überlebensinteresses oder der Fähigkeit zukunftsbezogene Wünschen zu haben, die die Einheit der Person als mit sich identische, zeitlich überdauernde Bezugsgröße bereits voraussetzt, um die einzelnen Bewusstseinserlebnisse als einheitlichen Bewusstseinsstrom interpretieren und ihr zuschreiben zu können.[82]

Soll das für den so definierten Personstatus konstitutive Überlebensinteresse auch für jene Zwischenphasen gelten, in denen es nicht aktuell vorhanden ist, muss es über eine rein bewusstseinsimmanente Eigenschaft hinaus begründet werden, bei der das Überlebensinteresse immer auch die Sorge um die eigene Identität und damit auch die Aufrechterhaltung der Bedingungen, unter denen die Identität weiter bestehen kann, mit einschließt. Wenn zu diesen Bedingungen auch bewusstseinsexterne (wie die körpereigenen) Voraussetzungen zählen, die eine konkrete räumlich-zeitliche Identifizierung individueller Personen auch in den Phasen ermöglichen, in denen die moralisch relevanten Eigenschaften nicht bewusst wahr-

---

[79] »Nicht alle Mitglieder der Spezies homo sapiens sind Personen, und nicht alle Personen sind Mitglieder der Spezies homo sapiens.« (Singer 1998: 207).

[80] »Da das Verbot jeder *intra*spezifischen Diskriminierung mit der Annahme einer *inter*spezifischen Differenzierung logisch durchaus vereinbar ist, stellt der Hinweis auf die Verwerflichkeit rassistischer Denk- und Verhaltensweisen keinen rationalen Einwand gegen die Sonderstellung des Menschen innerhalb der Gattung aller Lebewesen dar.« (Schockenhoff 2002: 17).

[81] Pöltner 1993: 192ff.

[82] Schockenhoff 2002: 18.

genommen werden, geht dies über ein rein mentales Überlebensinteresse hinaus.

Deontologisch wird der Nachweis einer würdefundierenden Eigenschaft des erwachsenen Menschen wie auch des Embryos, der er einmal war, wie folgt geführt: »Die gesuchte Eigenschaft [...] besteht in dem Attribut, Adressat einer unbedingten Verpflichtung und Träger des korrespondierenden, ebenso unbedingten Rechts zu sein, dieser unbedingten Verpflichtung gerecht zu werden.«[83] Das erste konkrete Recht ist das jedem Inhaber dieser Würde zukommende Recht auf Leben, da ohne das Leben für ihn keinerlei moralisch relevante Möglichkeit bestünde, dieser Verpflichtung gerecht zu werden. Die Würde, die im Innehaben dieser Adressatenschaft und Trägerschaft besteht, kann dabei von ihrem Inhaber entdeckt und bewusst gemacht, aber auch verkannt und vernachlässigt werden. Hervorgebracht werden kann sie von ihrem Inhaber nicht, da es mit der Unbedingtheit einer Verpflichtung oder eines Rechtes unverträglich ist, nur unter einer qualifizierten Bedingung oder durch eigene Leistungen ihr Träger bzw. Adressat sein zu können.[84]

Ein weiterer Einwand gegen den Präferenzutilitarismus besteht darin, dass ein reduzierter Interessenbegriff verwendet wird, da ausschließlich aktuell empfundene und selbst geäußerte Interessen Geltung haben. Damit wird das Lebensinteresse eines Embryos, da es nicht von ihm selbst vertreten werden kann, bereits vorab ausgeschlossen. Ein den Interessen anderer unverfügbares Lebensrecht, das jedem Menschen unabhängig von seinem aktuellen Leistungsvermögen und seinen empirischen Fähigkeiten zukommt, ist von vorneherein nicht abwägenswert. Die beabsichtigte Aufrechnung unterschiedlicher Interessen, wie sie vom Präferenzutilitarismus vorgesehen ist, erreicht die Ebene tatsächlicher echter Gegenseitigkeit nicht, sondern verbleibt unterhalb der Schwelle der Unparteilichkeit, die ein ethisches Urteil voraussetzt, da mögliche Interessenkonflikte zwischen Geborenen und Ungeborenen, Gesunden und Behinderten einseitig aus der Perspektive der jeweils ersten beschrieben werden und damit einseitig präjudiziert sind.[85]

---

[83] Enskat 2002: 125 f.

[84] Enskat 2002: 125.

[85] Schockenhoff 2002: 18 ff.

4.2 *Das Kontinuitätsargument*

Eng mit dem Speziesargument verbunden ist das sogenannte Kontinuitätsargument. Hierbei wird davon ausgegangen, dass Embryonen sich kontinuierlich entwickeln und innerhalb dieser Entwicklung zum geborenen Menschen keine moralisch relevanten Einschnitte bestehen.[86]

Kritiker des Kontinuitätsargumentes bestreiten die Kontinuität der Embryonalentwicklung und geben an, dass es sehr wohl möglich sei, moralisch relevante Einschnitte innerhalb dieser auszumachen. Zu denken sei dabei etwa an die Vereinigung der Vorkerne, weil damit das individuelle Genom erst wirklich feststehe. Als weitere Möglichkeit wird die genetische Selbststeuerung des Genoms genannt, weil mit ihr das Genom aktiv werde. Auch die Herausbildung des Primitivstreifens bzw. der Abschluss der Nidation werden angeführt, weil erst zu diesem Zeitpunkt die Mehrlingsbildung ausgeschlossen sei und damit die Existenz eines sich kontinuierlich weiterentwickelnden Individuums angenommen werden könne. Des Weiteren wird die Herausbildung des Gehirns und damit das Einsetzen von Empfindungsfähigkeit und eines beginnenden Bewusstseins als moralisch relevanter Einschnitt in der embryonalen Entwicklung angeführt, die Fähigkeiten also, die dem Präferenzutilitarismus zufolge personhaftes Menschsein ausmachen.[87] Gemein ist all diesen Positionen die Annahme, dass es in der Entwicklung des Menschen moralisch relevante Einschnitte gibt.

Vertreter des Kontinuitätsarguments halten hingegen daran fest, dass die menschliche Existenz in einem einzigen Kontinuum verlaufe, das sich zwar in verschiedene Lebensabschnitte einteilen lasse, die jedoch alle zur Zeitgestalt ein und derselben, mit sich identischen Person mit ihren verschiedenen Lebensphasen gehörten. Auf diesem anthropologischen Hintergrund gewinnt die Tatsache, dass auch das Leben vor der Geburt eines Menschen keine moralisch relevanten Zäsuren kennt, erst ihre volle Bedeutung. Ein menschliches Wesen hat zu jedem Zeitpunkt – vor und nach der Geburt – seine eigene Zukunft mit ihren unvorwegnehmbaren Lebenschancen noch vor sich.

Den späteren Datierungsvorschlägen einer abgestuften Schutzwürdigkeit wird entgegengehalten, dass ihr Nachweis vom jeweiligen Entwicklungsstand bildgebender und anderer diagnostischer Verfahren abhängt.[88]

---

86 Honnefelder 2002b.

87 Noch weiter nach hinten verlagert Peter Singer den Zeitpunkt für eine volle Schutzwürdigkeit, und zwar auf circa ein Jahr nach der Geburt; vgl. Singer 1984: 162ff.

88 Dies wird beispielhaft anhand der Nidation als Zeitpunkt für einen Einschnitt deutlich: Die

Ist es während der Entwicklung des Embryos nicht möglich moralisch relevante Einschnitte zu setzen, die nicht willkürlich sind, gilt es zur Bestimmung des moralischen Status des ungeborenen Menschen zuerst den Blick auf die Bestimmung des moralischen Status des geborenen Menschen zu lenken, da von ihm aus die Übertragung auf den ungeborenen Menschen geschieht. Den Sprachgebrauch betrachtend wird deutlich, dass allgemein kein Zweifel daran besteht, was mit dem Begriff »Mensch« gemeint ist. Auffällig ist, dass ohne Zögern alle Mitglieder der Spezies mit diesem Begriff bezeichnet werden. Der Begriff »Mensch« wird dabei als sortaler[89] Ausdruck verwendet. Sortale Begriffe »[…] verweisen also auf einen der Wirklichkeit vorgegebenen Bestand in Form einer natürlichen Art. Was eine solche Art ausmacht, ist […] Sache der Wirklichkeit und der sie kennzeichnenden Naturgesetze.«[90] Zu den Kennzeichen der natürlichen Art »Mensch« gehört die Entwicklung der Fähigkeiten zur Ausführung bestimmter körperlicher sowie mentaler Funktionen wie der des Selbstwissens und des freien und vernünftigen Handelns. Darüber hinaus bezeichnen Sortalausdrücke auch diejenigen Eigenschaften einer Entität, die die Weise ihrer Existenz kennzeichnen. Im Falle des Menschen werde entsprechend ein Wesen angesprochen, das als vernunftbegabtes Lebewesen existiere, wobei dies nicht bedeute, dass ein Mensch nur in der aktuellen Betätigung seiner Vernunft existiere. Vielmehr sei die Vernunftbegabtheit artspezifische und kennzeichnende Eigenschaft. Daher werden diejenigen, die ihre Vernunft nur aktuell nicht betätigen können, nicht als einer anderen natürlichen Art zugehörig bezeichnet.[91] Ein weiteres Charakteristikum des Gebrauchs des Begriffs »Mensch« sei, dass er verwendet werde, um ein

zwar von ihrem Ende her eindeutig feststellbare Nidation ist auf biologischer Ebene kein hinreichend sicheres Unterscheidungskriterium zur Differenzierung zwischen schutzwürdigem und nicht schutzwürdigem Leben. Die Nidation als Kriterium zur Abgrenzung verschiedener schutzwürdiger Lebensabschnitte zu nutzen wird darüber hinaus insofern hinterfragt, als der mehrere Tage dauernde Vorgang des Einnistungsprozesses wie ein zeitlicher Fixpunkt behandelt werde und der 24 Stunden dauernde Befruchtungsprozess als eine bloße Vorstufe zum Ereignis der Nidation gewertet würde, in dem sich die eigentliche Menschwerdung des Embryos vollziehe. Wenn das die Kontaktaufnahme mit dem mütterlichen Organismus begleitende physiologische Geschehen als biologische Parallele zum personalen Grundakt der Annahme des Embryos durch seine Mutter und der moralischen Anerkennung durch die Rechtsgemeinschaft gesehen wird, so folgt daraus, dass der Beginn dieses Vorgangs und nicht erst sein Abschluss als Zeitpunkt, ab dem eine Schutzwürdigkeit zuzusprechen wäre, anzusetzen ist; vgl. Schockenhoff 2006: 216.

89 Als sortalen Ausdruck bezeichnet man einen generellen Terminus, mit dessen Hilfe etwas identifiziert wird, indem es zugleich charakterisiert wird; vgl. etwa Honnefelder 2002b: 64.

90 Honnefelder 2002a: 83.

91 Honnefelder 2002: 64f.

Individuum zu bezeichnen, das in der Lage ist, sich als ein und dasselbe mit den vorab genannten Merkmalen in Raum und Zeit durchzuhalten. Es wäre ihm sonst unmöglich, sich selbst zu (re)identifizieren oder von anderen (re)identifiziert zu werden.[92] Verbunden sei diese beschreibende Charakterisierung des Menschen mit einem Werturteil.[93] Dabei fände keine Beschränkung auf das rein biologisch Fassbare statt, sondern die Zuschreibung eines unbedingten Wertes erfolge aufgrund der Tatsache, dass der Mensch das mit Vernunft begabte Lebewesen ist, dessen Natur die Fähigkeit inhärent ist, sich zu sich selbst zu verhalten und selbst gewählte Zwecke verfolgen zu können. Des Weiteren kann die Annahme, dass fast jeder Mensch ausdrücklich oder intuitiv zustimmt, dass menschliches Leben einen Wert an sich und damit einen intrinsischen Wert hat, der über dessen persönlichen Wert für andere hinausgeht,[94] als allgemein akzeptiert vorausgesetzt werden. In diesem Fall kann dem Menschen in Hinblick auf diesen unbedingten Wert, der ihm als Zweck an sich zukommt, eine Würde zugeschrieben werden, die ihn der Abwägung gegen andere Güter durch andere Menschen entzieht und damit als unverletzlich zu gelten hat. Diesem Sprachgebrauch folgend bezeichnet »Person« den Menschen, dessen Natur die eines vernunftbegabten Wesens ist und hebt den unbedingten Wert, der dem Menschen in dieser Natur zukommt, hervor.[95]

Diesen Ansatz vermag indes weder der Vorwurf des Speziesismus zu treffen noch begeht er einen Sein-Sollen-Fehlschluss. Ersterer wäre nur berechtigt, wenn zuvor die Natur des Menschen auf das beschränkt werde, was die Biologie erfasst und der Wert des Menschen auf seinen biologischen Wert reduziert würde. Der unbedingte Wert werde ihm jedoch nicht

---

[92] Dazu Honnefelder: »[...] noch könnten wir alle Mitglieder der Spezies Homo sapiens *als Menschen* [zu]bezeichnen, noch wäre es sinnvoll, von *Menschen*rechten zu sprechen« (Honnefelder 2002: 65).

[93] »Was wir nämlich mit dem Prädikat Mensch bezeichnen, [...] verstehen wir im Zusammenhang der Vorzugsurteile, von denen unser Handeln bestimmt ist, als ein Gut, wobei Gut hier einen außermoralischen Sinn hat, insofern es den Gegenstand eines Werturteils darstellt, das als Grundlage unserer moralischen, auf Handlungen bezogenen Urteile dient. Den Menschen als ein Gut zu betrachten, das wir allen anderen Gütern vorziehen, ist in diesem Sinn ein Werturteil in Form eines letzten praktischen Urteils, in dem wir alle übereinstimmen.« (Honnefelder 1998: 264 f.).

[94] Nach Dworkin ist nur so verständlich, dass auch für diejenigen, die den Embryo nicht als Person sehen, Schwangerschaftsabbrüche durchaus ein Problem darstellen und aktive Sterbehilfe der Rechtfertigung bedarf, auch wenn sie vom Betroffenen selbst gewünscht wird. Wobei der Streit um den Schutz menschlichen Lebens an dessen Anfang und Ende zeigt, dass diese Überzeugung nicht nur von Menschen geteilt wird, die an Gott glauben, also nicht zwingend auf religiösen Prämissen gründet; vgl. Dworkin 1994: 98 f.

[95] Honnefelder 2002b: 65 f.

aufgrund seines biologischen Substrats zugesprochen, sondern aufgrund der Natur des Menschen, wie sie im Sprachgebrauch mit dem Ausdruck »Mensch« gekennzeichnet wird. Der Vorwurf des naturalistischen Fehlschlusses sei zurückzuweisen, weil in der dargestellten Argumentation der Wert des Menschen gerade nicht aus seiner Natur gefolgert werde, »sondern ihm in seiner Natur in Form eines letzten praktischen Urteils zugesprochen wird. Wäre das (Sortal) Prädikat ›Mensch‹ nicht mit einem solchen Werturteil verbunden, bräche die Begründung für eine fundamentale moralische und rechtliche Annahme weg, nämlich die von der anzuerkennenden Gleichheit aller Menschen *als Menschen*.«[96] Ist es aber Teil des Prädikats »Mensch«, mit dem ihm einen besonderen moralischen Status zusprechenden Werturteil verbunden zu sein und von jedem Mitglied der Art ausgesagt zu werden, so ist es nahe liegend, diesen Status auch noch nicht geborenen Lebewesen zuzusprechen, die der menschlichen Spezies zugehörig sind und sich zum geborenen Menschen zu entwickeln vermögen.[97] Das ist dann zutreffend, wenn davon ausgegangen wird, dass die noch ungeborenen mit den späteren geborenen Menschen identisch sind und dass sie bereits in dieser Phase ihrer Entwicklung das reale Potenzial besitzen sich zu geborenen Menschen zu entwickeln. Deutlich wird an dieser Stelle die enge Verbindung des Kontinuitätssarguments mit dem Spezies-, Identitäts- und Potenzialitätsargument.

4.3 *Das Identitätsargument*

Das Identitätsargument besagt, dass aus der unter moralrelevanter Hinsicht bestehenden Identität eines erwachsenen Menschen mit dem Embryo, aus dem er sich von dem Zeitpunkt der Verschmelzung von Spermien- und Eizelle entwickelt hat, sowie aus der Tatsache heraus, dass der Erwachsene eine Menschenwürde hat, auf die Würde des Embryos zu schließen sei.[98]

Es sind in der Hauptsache zwei Dinge, die von den Gegnern des Identitätsarguments zur Begründung eines Lebensschutzes ab dem Moment der Verschmelzung von Spermien- und Eizelle angezweifelt werden. Zum einen wird bezweifelt, ob tatsächlich eine Identität zwischen Embryo und Erwachsenem besteht. Zum anderen wird gegen das Identitätsargument

[96] Honnefelder 2002b: 66.
[97] Honnefelder 2002b: 66.
[98] Enskat 2002.

eingewendet, dass vom Moment der Kernverschmelzung an biologisch von einer faktischen Identität nicht wirklich auszugehen ist, da aus der Ursprungzygote neben dem sich weiterentwickelnden Embryo eben auch die Plazenta entstehe. Auch in diesem Zusammenhang wird die Frage nach der Möglichkeit der Mehrlingsbildung aufgeworfen. Es wird argumentiert, dass bei der Entstehung von eineiigen Zwillingen jedes dieser Kinder mit dem Embryo identisch sei, aus dem es entstand. Zu folgern wäre aufgrund der Transitivität der Identität[99], dass auch die Geschwister identisch seien. Weil dies als absurd beurteilt wird, können nicht beide dieser eine Embryo gewesen sein.[100] Eine Modifizierung der Anfechtung des ursprünglichen Identitätsarguments, das die Schutzwürdigkeit aller Embryonen einfordert, ist der Versuch, die Identität zwar zuzulassen, jedoch nur für solche, die sich auch tatsächlich zu Kindern entwickeln.[101]

Der zweite große Einwand liegt, wie beim Kontinuitätsargument, in der Frage, ob die Eigenschaft Menschenwürde zu besitzen tatsächlich dem Menschen wesentlich ist. An dieser Stelle wird hinterfragt, ob erwachsenen bzw. geborenen Menschen ein intrinsischer Wert zugesprochen werden kann und wenn dem so ist, wodurch dieser begründet ist. In der Regel wird von Vertretern dieser Position von moralisch relevanten Eigenschaften für die Zuerkennung eines Lebensschutzes bzw. eines Tötungsverbotes ausgegangen. Da Embryonen ihrer Meinung nach noch nicht über sie verfügen, sei ihnen keine volle Schutzwürdigkeit zuzusprechen.

Entgegnet wird dem Zweifel an der Identität zwischen Embryo und erwachsenem Menschen, dass es doch ein und derselbe Mensch ist, dem als Embryo das gleiche Lebensrecht wie als geborenem oder erwachsenem Menschen zuzusprechen ist. Daraus sei zu folgern, dass die Unparteilichkeitsregel retrospektiv auf das Verhältnis von Ungeborenen und Geborenen angewandt werden kann, ebenso wie die Erkenntnis der sich daraus ergebenden Rechte und Pflichten. Logisch erweitert ließe sich dieser Grundsatz auf Tötungshandlungen an menschlichen Embryonen beziehen. Eingefordert wird die Verpflichtung zur Gegenseitigkeit, die dazu anhält die unverfügbaren Lebenschancen von Embryonen so zu achten, wie auch der Lebensanspruch bereits geborener Menschen geachtet wurde, als diese noch Embryonen waren. Ferner wird bei der deontologischen Be-

---

[99] Unter Transitivität versteht man eine spezielle Eigenschaft einer zweistelligen Relation. Konkret im Hinblick auf die Identitätsrelation ist folgender Sachverhalt gemeint: Wenn A identisch ist mit B und B identisch ist mit C, dann ist A auch identisch mit C.

[100] Stoecker 2002: 137 ff.

[101] Stoecker 2002: 131.

gründung durch den Erweis einer würdefundierenden Eigenschaft argumentiert, dass jeder geborene bzw. erwachsene Mensch derselbe Träger von Würde ist wie der Embryo, der er seit dem Zeitpunkt der Verschmelzung der Spermien- und Eizelle einmal war.

Hinsichtlich der Frage, ob Menschen einen unbedingten Wert haben, verläuft die Argumentation analog zu der des Kontinuitätsarguments. Der dort begründete intrinsische Wert wird aufgrund der Kontinuität der Entwicklung und der Identität der Embryonen mit den geborenen Menschen begründet.

4.4 *Das Potenzialitätsargument*

Das Potenzialitätsargument besagt, dass bereits die befruchtete Eizelle die Potenzialität besitzt sich zu einem geborenen Menschen, d.h. zu personalem Dasein und sittlichem Subjektsein, zu entwickeln. Die Schutzwürdigkeit, die dem geborenen Menschen zugesprochen wird, müsse bereits der befruchteten Eizelle als potenziellem Menschen zuerkannt werden.

Drei Einwände werden gegen das Potenzialitätsargument angeführt.

Erstens gehe das Potenzialitätsargument bei der Begründung des Lebensschutzes vom Zeitpunkt der Kernverschmelzung an von nicht widerspruchsfreien Voraussetzungen aus.[102]

Zweitens wird angefragt, inwiefern zwischen der angeführten Potenzialität und der von unbefruchteten Eizellen bzw. Spermienzellen ein Unterschied bestehe: Gebe es keinen, sei auch diesen volle Schutzwürdigkeit zuzusprechen; gebe es einen, so bestehe er ausschließlich in der Wahrscheinlichkeit sich zu einem geborenen Menschen weiterzuentwickeln.[103]

Drittens wird häufig das sogenannte Kronprinzenargument[104] angeführt das besagt, dass Prinz Charles zwar das Potenzial besitzt König von England zu werden, deshalb aber keinesfalls bereits jetzt die einem König von England zustehenden Rechte genießen kann. In Analogie dazu habe ein Embryo zwar das Potenzial sich zu einer Person zu entwickeln, sei es aber aktuell noch nicht und könne daher auch nicht Träger derjenigen Rechte sein, die einer Person zukommen.

---

[102] »Dies sind [...] metaphysische Prämissen der aristotelischen Philosophie, die in der philosophisch und weltanschaulich pluralistischen Gegenwartskultur nicht von jedem Mitbürger nachvollzogen werden.« (Kreß 2005: 23–28).

[103] Diese Argumentation ist es, die Hartmut Kreß in seiner Position vertritt, um Möglichkeiten der Stammzellforschung hinsichtlich der Parthenogenese zu eröffnen; vgl. Kreß 2005: 26.

[104] Singer 1984.

Diesen Kritiken am Potenzialitätsargument wird gewöhnlich mit einer Klärung des Begriffs der Potenzialität begegnet, wobei deutlich wird, dass seine Bestreiter und Befürworter oftmals unterschiedliche Bedeutungen des Potenzialitäts-Begriffs zugrundelegen.[105]

Die Vertreter des Potenzialitätsarguments stützen sich auf einen philosophisch geklärten Begriff der Potenzialität, der nicht mit bloßer Möglichkeit oder Wahrscheinlichkeit verwechselt werden darf. Potenzialität bedeutet demnach ein der Natur eines Lebewesens inhärentes Entwicklungsstreben. Die Eigenschaften, die den moralischen Status des Embryos begründen, aus dem heraus ihm Würdeschutz und Lebensrecht zukommen müssen folglich nicht *in acto* vorliegen. Es reiche vielmehr aus, wenn es in der Natur eines Lebewesens liege diese Eigenschaften zu entwickeln.[106]

Bei der Differenzierung des Begriffs der Potenzialität wird zumeist auf die Begriffsbestimmung des Potenziellen bei Aristoteles hingewiesen. Er unterscheidet im Bereich der Möglichkeit nach Seienden zwischen den Dingen, die »schon« der Möglichkeit nach sind, und denen, die »nur« der Möglichkeit nach sind, wobei ausschließlich bei der zweiten Variante der vollständige Fall eines potenziell Seienden erfüllt ist, das seine »arché« als das Prinzip seines Werdens in sich trägt. Tritt kein äußeres Hindernis dazwischen, »wird dieses potenziell Seiende, durch sich selbst sein [...], denn zu seiner Entwicklung fehlt nichts, was noch hinzukommen [...] oder, weggenommen [...] werden müsste«.[107] Im Anschluss wird auf die auf der Begriffsabgrenzung des Aristoteles basierende weitere Unterscheidung der Scholastik verwiesen, die die »potentia objectiva« als die bloße Möglichkeit und die »potentia subjectiva«, »wie sie nur einem Ding eignet, das, wie ein Lebewesen, bereits existiert und als solches das reale Vermögen besitzt, bestimmte Eigenschaften oder Tätigkeiten zu entwickeln«,[108] voneinander abgrenzt. Des Weiteren unterscheidet Thomas von Aquin die »potentia activa« von der »potentia passiva«. »Bei ersterer reicht ein inneres Prinzip [...] zur vollständigen Realisierung [...]. Im anderen Falle handelt in erster Linie [...] ein äußeres Agens, das eine Potenz des Gegenstandes aktualisiert. An anderer Stelle [...] vergleicht Thomas die »natürliche« Potenz, die aus einem Knaben einen Mann und aus dem Sa-

---

105 Wieland 2002: 156.

106 Kunzmann 2006: 21; wobei das an dieser Stelle gebrachte Zitat von Steigleder nicht dessen Position zum Potenzialitätsargument widerspiegelt; vgl. dazu Steigleder 2002: 33–57.

107 Aristoteles 1991: 117 ff.

108 Baumgartner et al. 1997: 230.

men einen Menschen macht, mit den Fällen, wo es eines äußeren Agens bedarf, wie etwa für den Weg vom Holz zum Schemel.«[109] Die aktive Potenzialität bezeichnet in diesem Zusammenhang nicht Personen, die noch entstehen,[110] sondern »Personen semper in actu«[111], wirkliche Personen, die ganz im Sinne der »potentia subjectiva« Träger des Vermögens sind, personale Eigenschaften als »telos« ihrer Wesensnatur auszubilden.[112] Dem Embryo soll aufgrund seiner aktiven Potenzialität zur menschlichen und personalen Existenz Schutzwürdigkeit zugesprochen werden.

Durch die dargelegten Unterscheidungen wird deutlich, dass die Begriffsklärung diejenigen Fälle, in denen sich etwas aus sich heraus entwickelt, von denjenigen abgrenzt, die durch eine äußere Ursache neu bestimmt werden. Das Potenzialitätsargument ist daher eine Grundlage für eine vollständige Schutzwürdigkeit unter der Annahme einer Entelechie des Embryos, als der in seinem Organismus liegenden Kraft, seine Anlagen zielgerichtet auf seine Vollendung hin zu verwirklichen.[113] Bereits auf der Begriffsebene besteht ein Unterschied zwischen der passiven Potenzialität von Gameten und Spermienzellen, die sich nur zu einem Menschen entwickeln können, wenn das Entscheidende der Kernverschmelzung und der aktiven Potenzialität des Embryos nach erfolgter Kernverschmelzung hinzukommt. So besitzen die Gameten zwar eine Potenzialität im Sinne einer gewissen Wahrscheinlichkeit, sich zu geborenen Menschen zu entwickeln. Nach Aristoteles gehört darüber hinausgehend aktive Potenzialität aber zur »vollständigen« Beschreibung eines menschlichen Embryos und in diesem Sinne zu seiner wirklichen Substanz, nicht zu seiner »reinen« Möglichkeit im Sinne des »Nicht-Wirklichen.«[114] Der Versuch, Potenzialität an Wahrscheinlichkeiten festzumachen, mit der beispielsweise Ei- oder Spermienzellen zu Kindern werden, argumentiert auf einer anderen Begriffsebene als das Potenzialitätsargument.

Dem Prinz-Charles-Argument und allen analog zu sehenden Beispielen wird entgegnet, dass in ihm die »ihrem Gehalt nach ärmste Potenzialität«,

---

[109] Kunzmann 2006: 22f.

[110] Für eine ausführliche Darlegung und Wertung der substanzontologischen im Gegensatz zur ereignisontologischen Deutung von z.B. auch Embryonen vgl. vor allem Honnefelder 1993: 46–68.

[111] Knoepffler 1999: 79.

[112] Knoepffler 1999: 79.

[113] Kunzmann 2006: 23.

[114] Kunzmann 2006: 25. Der hier beschriebene Unterschied drückt sich in der englischen Sprache in der unterschiedlichen Begriffen der »ability« und der »capability« aus; vgl. Baumgartner et al. 1997: 230.

nämlich die der Möglichkeit, zugrunde liegt, deren Qualifizierung allein darin besteht, keinen Widerspruch zu enthalten.[115] Es handelt sich hier, in der Terminologie des Thomas von Aquin, gerade nicht um eine »potentia activa«.[116]

Dem Vorwurf sich auf metaphysische Grundlagen zu beziehen, die in der heutigen pluralistischen Gesellschaft nicht mehr von allen mitvollzogen werden können, wird entgegnet, dass mit Blick auf die Position Kants, also aus praktischen Überlegungen und damit über substanzontologische Prämissen hinaus, deutlich werde, dass auch Vertreter von Positionen mit divergierendem theoretischem und metaphysischem Hintergrund bei der Herausarbeitung ihres Personenbegriffs zum gleichen Ergebnis, nämlich der Schutzwürdigkeit des Menschen gelangen können. Dieser Vorwurf, so könnte darüber hinaus erwidert werden, trifft ebenso auf die als frei von metaphysischen Grundlagen postulierten Positionen zu, die nach Kriterien ihrer Vertreter ausgewählt werden und nicht als von allen Teilen der Gesellschaft mitgetragen angesehen werden können.[117]

5. Folgen der PID

Durch die wechselseitige Beziehung einzelner Menschen und der Gesellschaft führen individuelle Entscheidungen zu Veränderungen innerhalb der Gesellschaft, die wiederum die Entscheidungen ihrer Mitglieder beeinflussen. So können in großer Häufigkeit individuell getroffene Entscheidungen gesellschaftliche Trends und Einstellungen hervorrufen oder verändern. Ihrerseits werden sie durch gesellschaftliche Rahmenbedingungen und vorherrschende Einstellungen mit determiniert.

Diskutiert werden als Folgen einer Zulassung der PID vor allem eine eventuell zunehmende Diskriminierung behinderter Menschen sowie die Ausweitung möglicher Anwendungsgebiete der PID.

Befürworter der Zulassung der PID betonen, dass PID und PND niemals unter sozialem oder ökonomischem Druck zur Vermeidung behinder-

---

115 Vgl. Wieland 2002: 155.

116 Bereits hier wird die unterschiedliche Begriffsbedeutung deutlich. »Gerade die Gestalt des gegenwärtigen Prinzen von Wales, Charles, zeigt in fast tragischer Weise, wie wenig er von sich aus dazu beitragen kann vom ›potenziellen‹ König von England zum ›aktuellen‹ zu werden.« Kunzmann 2006: 22.

117 Dies ist schon allein deshalb der Fall, weil Teile der Gesellschaft auf gerade diese metaphysischen Grundvoraussetzungen bei der Bestimmung des moralischen Status von Embryonen nicht verzichten wollen.

ten Lebens eingesetzt werden dürfen. Ebenso sei grundsätzlich zu betonen, dass medizinische Verfahren niemals Gewähr für die Geburt eines gesunden Kindes bieten könnten und dass das Risiko einer Behinderung grundsätzlich bei Schwangerschaften bestehe. Die PID sei ethisch vertretbar, da sie zur Vermeidung konkreten Leidens eines erhofften Kindes genutzt werde. Hierdurch werde die Menschenwürde bereits geborener, behinderter Menschen in keiner Weise infrage gestellt.[118] Zudem würde das selektive Potenzial der PID, anders als das der PND etwa, kaum ins Gewicht fallen. Schwere Behinderungen seien darüber hinaus in weniger als zehn Prozent der Fälle genetisch bedingt und derzeit nur zu einem Teil vorgeburtlich diagnostizierbar. Des Weiteren wird darauf verwiesen, dass empirisch nicht nachweisbar sei, dass die PID zu einer zunehmenden Diskriminierung behinderter Menschen führe. In Industrieländern sei im Gegenteil der kontinuierliche Ausbau von Rechten und die Förderung von Menschen mit Behinderung mit steigendem Aufwand zu beobachten.[119]

Kritiker befürchten im Falle der Zulassung der PID vor allem gravierende Auswirkungen auf die Lebenssituation behinderter und kranker Menschen. Sie wären mit einem staatlich tolerierten »lebensunwert«-Urteil konfrontiert, das ihre eigene Existenz radikal infrage stelle.[120] Darüber hinaus könne durch die Möglichkeit der Verhinderung behinderten Lebens auf die Eltern ein gesellschaftlicher Druck entstehen die vorhandenen Verfahren auch zu nutzen, wie dies im Falle der PND bereits der Realität entspreche. Es sei nicht auszuschließen, dass auch ein ökonomischer Druck entstehe, der den Eltern nahe lege, »zum Wohl der Allgemeinheit« der Gesellschaft keine höheren Kosten für die Pflege und Betreuung eines behinderten oder kranken Kindes zuzumuten. Damit entstünden Mechanismen, die, statt die reproduktive Freiheit der Eltern zu erhöhen, diese noch einschränken und erschweren könnten. Deshalb, so formulieren die Kritiker, ist für die Gesellschaft an dieser Stelle eine Begrenzung der reproduktiven Autonomie der Eltern unverzichtbar, um auch für ihre schwächsten Glieder Räume für eine Selbstentfaltung offen zu halten.

In der Frage möglicher Ausweitungs- und Missbrauchstendenzen (hin zu einer positiven Eugenik) im Falle einer Zulassung der PID wird für eine begrenzte Zulassung votiert, die in zertifizierten Zentren und daher unter staatlicher und öffentlicher Aufsicht praktiziert werde, so dass eine Missbrauchsgefahr einzudämmen sei. Die Ausweitung der Zulassung sei durch

---

118 Kreß 2007.

119 Bioethikkommission beim Bundeskanzleramt 2004: 17.

120 Schockenhoff 2005: 228.

den medizinischen Fortschritt im Bereich der vorgeburtlichen Diagnostik genetisch bedingter Krankheiten durchaus positiv zu bewerten.

Selbst bei den Befürwortern der Zulassung der PID besteht derzeit keine Einigkeit über ihre Anwendungsgebiete. Dies wird nicht zuletzt an den befürwortenden Veröffentlichungen zur PID deutlich, in denen je unterschiedliche Vorschläge für angemessene Anwendungsgebiete vorgebracht werden. Die größte Übereinstimmung ist bei den Kriterien der schweren Missbildung und des Wiederholungsrisikos bei Eltern zu sehen, die bereits ein behindertes oder krankes Kind geboren haben. Diese Bedingungen bestehen vor allem bei monogenetisch vererbten Krankheiten. Dabei werden gegen das Erstellen eines Katalogs von Krankheiten, die ein »lebensunwert«-Urteil rechtfertigen könnten, mehrere Gründe angeführt. Zum einen würde durch einen solchen Katalog implizit ausgesagt, Träger derartiger Gene hätten ein »lebensunwertes« Leben und dürften deshalb vom Zeitpunkt der Zulassung der PID an selektiert werden. Zum anderen sei aber die Frage nach der Zumutbarkeit einer schweren Erkrankung keine objektiv festlegbare Größe. Es sei davon auszugehen, dass bei der Festlegung von Anwendungskriterien immer auch eine Ausweitung auf weitere Risikogruppen gefordert würde, da sonst eine Ungleichbehandlung bestünde. Der Druck einer Ausweitung auf spätmanifeste Krankheiten oder Krankheitsdispositionen wird als vorhanden, jedoch als unterschiedlich regulierbar eingeschätzt.[121]

6. Zusammenfassung und Ausblick

Aus der Darstellung der Diskussion um eine ethische Bewertung der PID wird deutlich, dass eine Annäherung der unterschiedlichen Standpunkte gegenwärtig nicht zu erwarten ist. Die Ansichten darüber, wie der Status des menschlichen Embryos einzuschätzen ist, divergieren nach wie vor stark. Sie bestimmen jedoch maßgeblich, ob eine Abwägung zwischen der Leidensvermeidung, dem Hilfsanspruch eines bereits lebenden kranken Geschwisterkindes oder dem Recht auf Reproduktionsfreiheit einerseits und dem Schutzanspruch von Embryonen andererseits überhaupt als ethisch gerechtfertigt erscheint. Daneben gibt es einen weiteren fundamentalen Dissens darüber, wie die PID im Hinblick auf andere Handlungsoptionen einzuordnen ist: Während einige einen eklatanten Widerspruch zwischen dem Verbot der PID auf der einen Seite und der Erlaubnis von

[121] Bioethikkommission beim Bundeskanzleramt 2004: 15.

Schwangerschaftsabbrüchen nach PND auf der anderen Seite ausmachen, machen andere geltend, dass es sich um grundlegend andere Handlungsszenarien handele, sodass eine unterschiedliche ethische Bewertung angemessen sei.

Auch im Hinblick auf die Kriterien für eine beschränkte Zulassung (z.B. nicht heilbare, tödliche, spätmanifeste Krankheiten) besteht derzeit keine Einigkeit. Die Erfahrung zeigt indessen, dass trotz solcher Kriterien für eine Beschränkung eine sukzessive Ausweitung von Anwendungsgebieten (minderschwere Erkrankungen, HLA-Matching, Geschlechtswahl) nicht ausgeschlossen werden kann. Dabei gilt es auch zu berücksichtigen, dass durch das Angebot der PID ein Bedürfnis hervorgerufen oder zumindest massiv verstärkt werden kann, diese Technik einzusetzen. Insbesondere könnten Paare eine PID in Anspruch nehmen wollen, die ohne die Nutzung der Methoden der assistierten Fortpflanzung Kinder bekommen können, um die Geburt eines behinderten Kindes zu verhindern. Dies führt dort, wo diese Möglichkeit (zusätzlich zu denen der PND und dem Schwangerschaftsabbruch) besteht, vielfach zu einem Rückgang der Geburt von Kindern mit bestimmten Behinderungen (wie etwa dem Down-Syndrom). Dadurch wird eine deutliche Negativbewertung in der Einschätzung eines Lebens mit einem behinderten Kind sichtbar. Inwieweit sich dies in einer Diskriminierung gegenüber geborenen behinderten Menschen ausdrückt, ist umstritten. Festzustellen ist in jedem Fall, dass eine Zulassung dieser Nutzung der PID von behinderten Menschen als »Qualitätsurteil« empfunden wird.

In der Diskussion um die ethische Rechtfertigung der PID stehen Argumente gegeneinander, die für den Einzelnen unterschiedlich überzeugend sind. Es werden zudem in der Diskussion Konzepte wie etwa das der verantworteten Elternschaft genannt, die noch einer weiteren interdisziplinären Klärung bedürfen. Beim Bestehen von Restzweifeln und Unsicherheiten im Bezug auf Fragen, die irreversible Entscheidungen zur Folge haben und besonders hochrangige moralische Güter betreffen, kann die Meta-Regel des Tutiorismus (»benefit of the doubt«-Argument) Anwendung finden: Er fordert bei nicht behebbaren Zweifeln in der moralischen Bewertung einer Handhabung so lange der strengeren, sichereren Meinung zu folgen, bis die Bedenken zweifelsfrei ausgeräumt sind.

Literatur

Aristoteles (1991): Metaphysik. Hg. v. Horst Seidl. Übersetzt von Hermann Bonitz. 3., verb. Aufl. Hamburg: Meiner (Philosophische Bibliothek 308).
Baumgartner, Hans Michael / Honnefelder, Ludger / Wickler, Wolfgang (Hg.) (1997): Menschenwürde und Lebensschutz: Philosophische Aspekte. In: Rager, Günther (Hg.): Beginn, Personalität und Würde des Menschen. Freiburg i.Br.: Alber (Grenzfragen 23), 161–242.
Beckmann, Dieter (Hg.) (1986): Künstliche Befruchtung: Psychosomatische und ethische Aspekte. München: Psychosozial Verlag.
Bioethikkommission beim Bundeskanzleramt Österreich (Hg.) (2004): Präimplantationsdiagnostik (PID). In: Bericht der Bioethikkommission. Wien: Bioethikkommission des Bundeskanzleramts.
Bundesärztekammer (BÄK) / Wissenschaftlicher Beirat (WB) (Hg.) (2000): Diskussionsentwurf zu einer Richtlinie zur Präimplantationsdiagnostik. In: Deutsches Referenzzentrum für Ethik in den Biowissenschaften (Hg.) (2004): Dossier Präimplantationsdiagnostik. Bonn, 97–114.
Cameron, C. / Williamson, R. (2003): Is there an ethical difference between preimplantation genetic diagnosis and abortion? In: Journal of Medical Ethics 29(2), 90–92.
Damschen, Gregor / Schönecker, Dieter (2002): In dubio pro embryone. In: Damschen, Gregor / Schönecker, Dieter (Hg.): Der moralische Status menschlicher Embryonen. Berlin: De Gruyter.
Darbrock, Peter / Klinnert, Lars / Schardien, Stefanie (2004): Menschenwürde und Lebensschutz. Herausforderungen theologischer Bioethik. Gütersloh: Gütersloher Verlagshaus.
De Jong, Theresia (2002): Babys aus dem Labor. Segen oder Fluch? Weinheim: Beltz.
Dworkin, Ronald (1994): Die Grenzen des Lebens. Abtreibung, Euthanasie und persönliche Freiheit. Reinbeck: Rowohlt.
Eckholm, Erik (2002): Desire for sons drives use of prenatal scans in china. In: New York Times (21. June 2002).
Eibach, Ulrich (2000a): Menschenwürde an den Grenzen des Lebens. Neukirchen-Vluyn: Neukirchener Verlag-Haus.
Eibach, Ulrich (2000b): Zeugung auf Probe? – Selektion vor der Schwangerschaft? Ethische Beurteilung der Präimplantationsdiagnostik aus christlicher Sicht. In: Zeitschrift für medizinische Ethik 46(2), 107–121.
Eibach, Ulrich (2003): Präimplantationsdiagnostik (PID) – Grundsätzliche ethische und rechtliche Probleme. In: Medizinrecht 21(8), 441–451.
Enquete-Kommission (Hg.) (2004): Schlussbericht der Enquete-Kommission »Recht und Ethik der modernen Medizin«. Bundestags-Drucksache 14/9020 vom 14.05.2002.
Enskat, Rainer (2002): Pro Identitätsargument: Auch menschliche Embryonen sind jederzeit Menschen. In: Damschen, Gregor/Schönecker, Dieter (Hg.): Der moralische Status menschlicher Embryonen. Berlin: De Gruyter, 101–127.
European Commission, Joint Research Centre, Institute for Prospective Technological

Studies (2007): Preimplantation genetic diagnosis in Europe. Luxembourg: Office for Official Publications of the European Communities.
Fasouliotis, Sozos / Schenker, Joseph (1998): Preimplantation genetic diagnosis principles and ethics. In: Human Reproduction 13(8), 2238–2245.
Feldhaus-Plumin (2006): Pränataldiagnostik und psychosoziale Beratung. Graumann, Sigrid / Grüber, Katrin (Hg.): Biomedizin im Kontext. (Mensch-Ethik-Wissenschaft 3). Berlin: LIT, 179–200.
Fonk, Peter (1999): Schwangerschaft auf Probe? Pränatale Diagnostik und Präimplantationsdiagnostik. In: Ethica 7(2), 143–171.
Habermas, Jürgen (2001): Die Zukunft der menschlichen Natur. Auf dem Weg zu einer liberalen Eugenik. Frankfurt am Main: Suhrkamp.
Haker, Hille (1999): Präimplantationsdiagnostik als Vorbereitung von Screeningprogrammen? In: Ethik in der Medizin 11(1), 104–114.
Haker, Hille (2002): Ethik in der genetischen Frühdiagnostik. Paderborn: Mentis.
Haker, Hille (2004): Pränataldiagnostik und Präimplantationsdiagnostik – ein Wertungswiderspruch? In: Lenzen, Wolfgang (Hg.): Wie bestimmt man den moralischen Status von Embryonen? Paderborn: Mentis.
Haker, Hille (2006): Elternschaft und Präimplantationsdiagnostik – Desiderate der öffentlichen Diskussion. In: Hilpert, Konrad / Mieth, Dietmar (Hg.): Kriterien biomedizinischer Ethik. Theologische Beiträge zum gesellschaftlichen Diskurs. Freiburg i. Br.: Herder (Quaestiones Disputatae 217), 255–274.
Harris, John (1998): Right and reproductive choice. In: Harris, John / Holm, Søren (ed.): The Future of Human Reproduction: Choice and Regulation. Oxford: Oxford University Press, 5–37.
Harris, John (2005): No sex selection please, we're British. In: Journal of Medical Ethics 31(5), 286–288.
Heinemann, Thomas (2005): Klonieren beim Menschen. Analyse des Methodenspektrums und internationaler Vergleich der ethischen Bewertungskriterien. Berlin: De Gruyter.
Heinemann, Thomas (2007): Ethische Beurteilungskriterien für die Forschung an Stammzellen. In: Stammzellforschung: Naturwissenschaftliche, ethische und rechtliche Aspekte. Freiburg: Alber (Ethik in den Biowissenschaften – Sachstandsberichte des DRZE 4), 187–247.
Heyer, Martin / Dederer, Hans-Georg (2007): Nationale Regelungen in europäischen und ausgewählten außereuropäischen Staaten. In: Präimplantationsdiagnostik, Embryonenforschung, Klonen. Freiburg: Alber (Ethik in den Biowissenschaften – Sachstandsberichte des DRZE 3), 12–87.
Holm, Søren (1998): Ethics of embryology. In: R. Chadwick (ed.): Encyclopedia of Applied Ethics 2, Academic Press: San Diego, 39–45.
Hoerster, Norbert (1991): Die Abtreibung im säkularen Staat. Frankfurt am Main: Suhrkamp.
Honnefelder, Ludger (1993): Der Streit um die Person in der Ethik. In: Philosophisches Jahrbuch 100(2), 246–265.
Honnefelder, Ludger (1998a): Ethik. 1. Philosophisch. In: Korff, Wilhelm / Beck, Lutwin / Mikat, Paul (Hg.): Lexikon der Bioethik. Bd. 1. Gütersloh: Gütersloher Verlagshaus, 654–662.

Honnefelder, Ludger (1998b): Natur und Status des menschlichen Embryos: Philosophische Aspekte. In: Dreyer, Mechthild / Fleischhauer, Kurt (Hg.): Natur und Person im ethischen Disput. Freiburg i. Br.: Alber, 259–285.

Honnefelder, Ludger (2002a): Die Frage nach dem moralischen Status des menschlichen Embryos. In: Höffe, Otfried / Honnefelder, Ludger / Isensee, Josef / Kirchhof, Paul (Hg.): Gentechnik und Menschenwürde. Köln: DuMont, 79–110.

Honnefelder, Ludger (2002b): Pro Kontinuumsargument: Die Begründung des moralischen Status des menschlichen Embryos aus der Kontinuität der Entwicklung des ungeborenen zum geborenen Menschen. In: Damschen, Gregor / Schönecker, Dieter (Hg.): Der moralische Status menschlicher Embryonen. Berlin: De Gruyter, 61–82.

Kant, Immanuel (1994): Grundlegung zur Metaphysik der Sitten. Herausgegeben von K. Vorländer. 7., durchges. Aufl. Hamburg: Meiner (Philosophische Bibliothek, 41).

Kollek, Regine (2002): Präimplantationsdiagnostik. Embryonenselektion, weibliche Autonomie und Recht. 2. Aufl. Tübingen: Francke.

Kollek, Regine (2002b): Präimplantationsdiagnostik: Belastungen für Frauen und Ausweitungstendenzen. In: Nacke, Bernhard (Hg.): Das Ungeteiltsein des Menschen. Mainz: Matthias-Grünewald-Verlag, 83–92.

Kreß, Hartmut (2005): Ethische Argumente zur morphologischen Beobachtung früher Embryonen mit nachfolgendem Transfer eines Embryos. In: Journal für Reproduktionsmedizin und Endokrinologie 2(1), 23–28.

Kreß, Hartmut (2007): Präimplantationsdiagnostik. Ethische, soziale und rechtliche Aspekte. In: Bundesgesundheitsblatt (Bundesgesundheitsblatt – Gesundheitsforschung Gesundheitsschutz (50), 157–167.

Krones, Tanja (2005): Fortpflanzungsentscheidungen zwischen Schwangerschaftsabbruch und assistierter Reproduktion. Eine kritische Evaluation der deutschen feministischen bioethischen Debatte. In: Feministische Studien 23, 24–39.

Kunzmann, Peter (2006): Ist Potenzialität relevant für den moralischen Status des menschlichen Embryos? In: Hilpert, Konrad / Mieth, Dietmar (Hg.): Kriterien biomedizinischer Ethik. Theologische Beiträge zum gesellschaftlichen Diskurs. Freiburg i. Br.: Herder (Quaestiones Disputatae 217), 16–30.

Lübbe, Weyma (2003): Das Problem der Behindertenselektion bei der pränatalen Diagnostik und der Präimplantationsdiagnostik. In: Ethik in der Medizin 15(3), 203–220.

Mackenzie, Catriona / Scully, Jacky Leach (2007): Moral imagination, disability and embodyment. Journal of Applied Philosophy 24(4), 335–351.

Mastenbroek, Sebastian et al. (2007): In vitro fertilization with Preimplantation genetic screening. In: New England Journal of Medicine 357(1), 9–17.

McCormick, Richard A. (1989): Therapy or tampering: the ethics of reproductive technology and the development of doctrine. In: McCormick / Richard A.: The Critical Calling. Reflections on Moral Dilemmas Since Vatican II. Washington: Georgetown University Press, 396–403.

Merkel, Reinhard (2002): Contra Speziesargument: Zum normativen Status des Embryo und zum Schutz der Ethik gegen ihre biologische Degradierung. In: Damschen, Gregor / Schönecker, Dieter (Hg.): Der moralische Status menschlicher Embryonen. Berlin: De Gruyter, 35–58.

Mieth, Dietmar (2002): Was wollen wir können? Ethik im Zeitalter der Biotechnik. Freiburg i. Br.: Herder.

Mieth, Dietmar (2006): Die Sehnsucht nach einem Leben ohne Leiden. Ein Recht auf Nicht–Leiden? In: Hilpert, Konrad / Mieth, Dietmar (Hg.): Kriterien biomedizinischer Ethik. Theologische Beiträge zum gesellschaftlichen Diskurs. Freiburg i. Br.: Herder (Quaestiones Disputatae 217), 133–156.

Mundy, Liza (2007): Everything conceivable. How assisted reproduction is changing men, women, and the world. New York: Knopf.

Munné. Santiago / Magli, Cristina / Cohen, Jacques / Morton, Paula / Sadowy, Sasha / Gianaroli, Luca / Tucker, Michael / Marquez, Carmen / Sable, David / Ferraretti, Anna P. / Massey, Joe B. / Scott, Richard (1999): Positive outcome after preimplantation diagnosis of aneuploidy in human embryos. In: Human Reproduction 14(9), 2191–2199.

Nationaler Ethikrat (Hg.) (2003): Genetische Diagnostik vor und während der Schwangerschaft. URL http://www.nationalerethikrat.de/stellungnahmen/pdf/-Stellung nahme_-Genetische-Diagnostik.pdf [27. April 2008].

Pöltner, Günther (1993): Die konsequenzialistische Begründung des Lebensschutzes. In: Zeitschrift für philosophische Forschung 47(2), 184–203.

Quante, Michael (2002): Personales Leben und menschlicher Tod. Frankfurt am Main: Suhrkamp.

Quante, Michael (2005): Präimplantationsdiagnostik, Stammzellenforschung und Menschenwürde. In: Gethmann, A. / Huster, St. (Hg.): Recht und Ethik in der Präimplantationsdiagnostik. Bad Neuenahr-Ahrweiler: Europäische Akademie zur Erforschung wissenschaftlich-technischer Entwicklungen (Graue Reihe 38), 37–68.

Rager, Günther (Hg.) (1999): Beginn, Personalität und Würde des Menschen. Freiburg – München: Alber (Grenzfragen 23), 15–136.

Robertson, John A. (2003): Extending preimplantation genetic diagnosis: the ethical debate. Ethical issues in new uses of preimplantation genetic diagnosis. In: Human Reproduction 18(3), 465–471.

Ruppel, Katja / Mieth, Dietmar (1998): Ethische Probleme der Präimplantationsdiagnostik. In: Düwell, Marcus / Mieth Dietmar (Hg.): Ethik in der Humangenetik. Die neueren Entwicklungen der genetischen Frühdiagnostik aus ethischer Perspektive. Tübingen: Francke, 358–379.

Schockenhoff, Eberhard (2000): Ein gesundes Kind um jeden Preis? Ethische Abwägungen zur Präimplantationsdiagnostik. In: Zeitschrift für medizinische Ethik 46(2), 91–105.

Schockenhoff, Eberhard (2002): Pro Speziesargument: Zum moralischen und ontologischen Status des Embryos. In: Damschen, Gregor / Schönecker, Dieter (Hg.): Der moralische Status menschlicher Embryonen. Berlin: De Gruyter, 11–33.

Schockenhoff, Eberhard (2005): Fortpflanzungsfreiheit und verantwortliche Elternschaft. Zur ethischen Problematik der Präimplantationsdiagnostik. In: Schockenhoff, Eberhard / Buch, Alois / Volkenandt, Matthias (Hg.): Medizinische Ethik im Wandel. Grundlagen – Konkretionen – Perspektiven. Freiburg i. Br.: Schwabenverlag, 216–232.

Schockenhoff, Eberhard (2006): Lebensbeginn und Menschenwürde. Eine Begründung für die lehramtliche Position der katholischen Kirche. In: Hilpert, Konrad / Mieth, Dietmar (Hg.): Kriterien biomedizinischer Ethik. Theologische Beiträge zum gesellschaftlichen Diskurs. Freiburg i. Br.: Herder (Quaestiones Disputatae 217), 198–232.

Schöne-Seifert, Bettina (1999): Präimplantationsdiagnostik und Entscheidungsautonomie. Neuer Kontext – alte Probleme. In: Ethik in der Medizin 11(1), 87–98.
Sekretariat der Deutschen Bischofskonferenz (Hg.) (2001): Das Recht ein Mensch zu sein. Zur Grundfrage der gegenwärtigen bioethischen Probleme. Bonn (Der Vorsitzende der Deutschen Bischofskonferenz 22).
Sekretariat der Deutschen Bischofskonferenz (Hg.) (2001): Der Mensch sein eigener Schöpfer? Wort der Deutschen Bischofskonferenz zu Fragen von Gentechnik und Biomedizin. Bonn (Die deutschen Bischöfe 69).
Singer, Peter (1984): Praktische Ethik. Stuttgart: Reclam.
Singer, Peter (1998): Leben und Tod. Der Zusammenbruch der traditionellen Ethik. Erlangen: Fischer.
Spiewak, Martin / Viciano, Astrid (2002): WUNSchKIND. URL http://www.zeit.de/archiv/2002/18/200218_m-lesbenbaby.xml?page=all [27. April 2008].
Steigleder, Klaus (2002): Stammzellforschung und der moralische Status menschlicher Embryonen. In: Breuninger, Renate (Hg.): Leben, Tod, Menschenwürde. Positionen zur gegenwärtigen Bioethik. Ulm: Humboldt-Studienzentrum (Bausteine zur Philosophie 19), 33–57.
Stoecker, Ralf (2002): Contra Identitätsargument: Mein Embryo und ich. In: Damschen, Gregor / Schönecker, Dieter (Hg.): Der moralische Status menschlicher Embryonen. Berlin: De Gruyter, 129–145.
Thurnherr, Urs (2000): Angewandte Ethik. Eine Einführung. Hamburg: Junius.
Towner, Dena / Loewy, Roberta S. (2002): Ethics of preimplantation genetic diagnosis for a woman destined to develop early-onset alzheimer disease. In: Journal of the American medical Association 287(8), 1038–1040.
Wieland, Wolfgang (2002): Pro Potenzialitätsargument: Moralfähigkeit als Grundlage von Würde und Lebensschutz. In: Damschen, Gregor / Schönecker, Dieter (Hg.): Der moralische Status menschlicher Embryonen. Berlin: De Gruyter, 149–168.
Wiesemann, Claudia (2006): Von der Verantwortung, ein Kind zu bekommen. Eine Ethik der Elternschaft. München: Beck.
Zimmermann, Marion / Zimmermann Ruben (2000): Gibt es das Recht auf ein gesundes Kind? In: Deutsches Ärzteblatt 97(51/52), 3487–3489.

Hinweise zu den Autoren und Herausgebern

Bert Heinrichs, Dr. phil., Leiter der Wissenschaftlichen Abteilung des Deutschen Referenzzentrums für Ethik in den Biowissenschaften (DRZE), Bonn. Anschrift: DRZE, Bonner Talweg 57, D-53113 Bonn. URL http://www.drze.de

Dirk Lanzerath, Dr. phil., Geschäftsführer des Deutschen Referenzzentrums für Ethik in den Biowissenschaften (DRZE), Bonn. Anschrift: DRZE, Bonner Talweg 57, D-53113 Bonn. URL http://www.drze.de

Annette Middel, Dr. jur., Rechtsanwältin. Anschrift: Gleiss Lutz, Friedrichstraße 71, 10117 Berlin. URL http://www.gleisslutz.com

Nils Rahner, Dr. med., Facharzt am Institut für Humangenetik, Universitätsklinikum Bonn. Anschrift: Universitätsklinikum Bonn, Institut für Humangenetik, Sigmund-Freud-Straße 25, 53105 Bonn. URL http://www.humangenetics.uni-bonn.de

Angela Schräer, Dipl. theol. Anschrift: Cormeillesstraße 28, 52353 Düren.

Verena Steinke, Dr. med., Assistenzärztin am Institut für Humangenetik, Universitätsklinikum Bonn. Anschrift: Universitätsklinikum Bonn, Institut für Humangenetik, Sigmund-Freud-Straße 25, 53105 Bonn. URL http://www.humangenetics.uni-bonn.de

Dieter Sturma, Prof. Dr. phil., Professor für Philosophie an der Universität Bonn sowie Direktor des Deutschen Referenzzentrums für Ethik in den Biowissenschaften (DRZE) und des Instituts für Wissenschaft und Ethik (IWE), Bonn. Anschrift: DRZE, Bonner Talweg 57, D-53113 Bonn. URL http://www.drze.de